从医二十年感悟

——脾胃论与胃肠内分泌激素的关系探究

成海生　编著

全国百佳图书出版单位

中国中医药出版社

·北 京·

图书在版编目（CIP）数据

从医二十年感悟：脾胃论与胃肠内分泌激素的关系探究 /
成海生编著 . —北京：中国中医药出版社，2021. 3
ISBN 978-7-5132-6563-8

Ⅰ. ①从… Ⅱ. ①成… Ⅲ. ①脾胃学说 ②《脾胃论》-研究
③胃肠道激素-内分泌学-研究 Ⅳ. ①R256. 3 ②R333. 2

中国版本图书馆 CIP 数据核字（2020）第 253936 号

中国中医药出版社出版
北京经济技术开发区科创十三街 31 号院二区 8 号楼
邮政编码 100176
传真 010-64405721
山东百润本色印刷有限公司印刷
各地新华书店经销

开本 880×1230 1/32 印张 5.75 字数 132 千字
2021 年 3 月第 1 版 2021 年 3 月第 1 次印刷
书号 ISBN 978-7-5132-6563-8

定价 48.00 元
网址 www. cptcm. com

社 长 热 线 010-64405720
购 书 热 线 010-89535836
维 权 打 假 010-64405753

微信服务号 zgzyycbs
微商城网址 https：// kdt. im/ LIdUGr
官 方 微 博 http：// e. weibo. com／cptcm
天猫旗舰店网址 https：// zgzyycbs. tmall. com

如有印装质量问题请与本社出版部联系（010-64405510）
版权专有 侵权必究

前言 PREFACE

中医是一个故事，每个读故事的人，都有自己的理解方式，但不是每一个人都能把自己看到的故事讲清楚给别人听，而有的中医爱好者喜欢走进自己编制的剧情中。

我对脾胃论比较赞同，认为中药是通过胃肠起作用的，胃肠激素是个引子。本书上篇叙述了脾胃论和胃肠激素的关系；下篇从中药通过胃肠影响下丘脑-垂体-靶腺轴和炎性、免疫因子等方面阐述部分中医概念，对中西医融合做些抛砖引玉的尝试。

在这里要感谢和我坐而论道的同事、朋友们，感谢他们在我执业工作中的不停争辩，在医技和道义上给我的重要支持。感谢李日庆老师的关怀与指导，如春风化雨，润物无声。

书中若有疏漏之处，我会在今后的学习和工作中不断改进，还望同行海涵。

成海生
2021 年 1 月

目录 CONTENTS

绪论 …………………………………………………………………… 1

「上篇 纲领」

第一章 胃肠内分泌激素生理 ………………………………… 7

第二章 胃肠内分泌激素与消化系统疾病 ………………… 18

第三章 胃肠内分泌激素与心功能衰竭 …………………… 35

第四章 胃肠内分泌激素与呼吸系统疾病 ………………… 43

第五章 胃肠内分泌激素与精神疾病 ……………………… 49

第六章 胃肠内分泌激素与糖尿病 ………………………… 56

「下篇 杂论」

第一章 伤寒六经 …………………………………………… 65

第二章 阴虚 ………………………………………………… 79

第三章 高血压 ……………………………………………… 88

第四章 性激素与男科疾病 ………………………………… 95

第五章 泌尿系结石 ………………………………………… 102

第六章 骨相关疾病 ………………………………………… 110

第七章　风湿免疫性疾病 ……………………………… 118

第八章　痰与受体 ……………………………………… 129

第九章　湿 ……………………………………………… 136

第十章　血瘀证和活血化瘀 …………………………… 145

第十一章　温病 ………………………………………… 152

第十二章　血小板减少与黄芪益气 …………………… 162

第十三章　胃肠内分泌激素与胃肠外科疾病 ………… 167

第十四章　证和综合征的联系 ………………………… 173

绪　论

生物进化学说认为高级生物由低级生物进化而来，最早的腔肠动物说明生物生存的主要目的是为了群体的生存，为了生存要求进行个体繁衍、进化、优胜劣汰。优秀基因的选择，包括从自然界摄取能量，关键就是如何进食，古人说"食色性也"，说的就是这个道理，即作为高级生物的人，主要目的就是进食。中医学里为什么没有脑这个器官，因为我们的祖先认为人作为生物发展到现在，进行的高级神经活动、社会活动，都是为了保证进食和繁衍。因此，胃肠是人类的核心器官，其他脏器包括大脑的思考、四肢的运动，都是围绕保证胃肠更好地从外界摄取能量这一目的而进行的。

胃肠神经系统由 10 亿个神经元构成一个独立于中枢神经系统的神经网络，起着对胃肠运动、电解质及血管运动直接调整和整合的作用，同时向大脑中枢神经传递来自于胃肠的各种刺激，包括机械的、化学的、温度的差异，以及能量代谢体液平衡相关的各种信号，从而引起中枢神经对胃肠和全身的调节和整合。

在临床中常可见到骨折合并中枢神经系统损伤，如颅脑外伤和脊髓损伤的骨折患者，其骨折处常有大量骨痂生长，骨折愈合速度较一般骨折患者明显加快。临床还多能见到心情放松、愉悦开朗的癌症患者，其复发率、生存率要高于纠结于疾病、情志抑郁的患者。这都说明治疗时如果能够抛弃中枢神经对具体行为的绝对支配，采用机体对刺激最原始的应激形式，那么治疗会很有效。在中国的禅宗和气功里有"入静""入定"，以及"小周天"和"大周天"的运行，这是否也是对抛弃中枢神经对身体的绝对支配的一种尝试呢？

胃肠道还是人体最大的内分泌器官，分泌大量胃肠内分泌激素，这类激素的特点是同时大量出现在中枢神经系统，其在脑和胃肠道内双重分布，反映了胃肠系统和神经系统在起源上和功能上的密切关系。胃肠内分泌和神经两个调节系统可能作为一个统一的整合系统——弥漫性神经内分泌系统（DNES）而起作用，包括胃肠神经内分泌细胞系统（APUD细胞系统）和神经系统。现代医学还提出脑-肠轴概念。

胃肠的不适包括急性应激反应、慢性应激反应，急性应激反应包括应激性胃溃疡、出血等，慢性应激反应包括上食道堵塞感或吞咽困难、饱胀、嗳气、上腹不适和疼痛等。躯体不适都能在胃肠中（激素紊乱、运动异常、不适感）得到表现、表达，反之，胃肠疾病也可在躯体和精神方面出现负性反应。如果通过中药治疗，对胃肠功能进行整合后，又会以直接或间接的方式通过中枢神经对躯体不适做出反应和调整。"百病皆由脾胃衰而生也，毫厘之失，则灾害立生。"中药的作用在于胃肠信号的调理，微弱信息会引发巨变。

脾胃与脏腑藏泻、表里的关系在《素问·五脏别论》中有云："夫胃、大肠、小肠、三焦、膀胱，此五者，天气之所生也，其气象天，故泻而不藏，此受五脏浊气，名曰传化之腑。""所谓五脏者，藏精气而不泻也，故满而不能实，六腑者，传化物而不藏，故实而不能满也。所以然者，水谷入口，则胃实而肠虚，食下，则肠实而胃虚。"

李东垣认为："脾虚则脏腑、经络皆无以受气而俱病。"因此，脾胃有病，势必影响其他四脏。如脾胃气衰则元气不足，心火独盛，营血大亏而生心惑、烦心、心悸、怔忡（心病）；脾胃虚弱，不能散精于肝，或土壅木郁而现头眩、胁痛，情志抑郁等（肝病）；脾胃虚弱，土不生金，则肺气失养，肺气虚则皮毛卫气不能卫外，则气短、少气，或寒热咳嗽等（肺病）；脾胃虚弱，则土不能制水发为水肿，土不生金，金无以生水，使肾无以藏"五脏之精"（肾病）。以上四脏之病，皆起于脾胃虚弱，故李东垣主张"调脾胃以治五脏"。

　　所以，中医从脾胃开始治疗疾病，就是通过调整后天之本——脾胃，通过 DNES，将信息传之大脑，改善先天之本。下丘脑-垂体-靶腺体轴（包括下丘脑-垂体-肾上腺轴、下丘脑-垂体-甲状腺轴、下丘脑-垂体-胸腺轴、下丘脑-垂体-性腺轴）和许多自身调节系统（如肾素-血管紧张素-醛固酮系统、利尿肽系统、激肽系统等），可起到调节身体各项功能平衡的作用，增强机体防病、抗病能力，保持健康的状态。

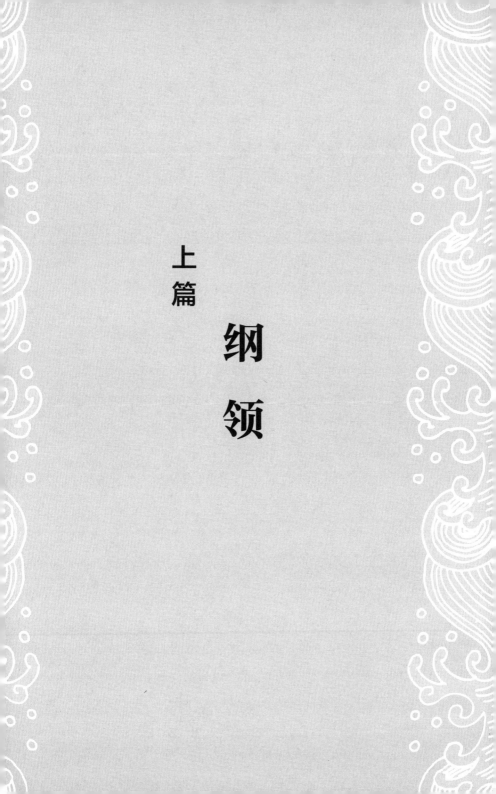

上篇

纲领

第一章 / 胃肠内分泌激素生理

胃肠道不仅是消化器官，也是最大、最复杂的内分泌器官。分泌胃肠激素的细胞主要位于胃肠、胆道和胰腺，中枢神经系统和其他器官如心、肺、肾、骨、咽喉、鼻、生殖道、皮肤、垂体、甲状腺、肾上腺等也存在。这种细胞共同的特性是摄取胺的前体，经过脱羧合成多肽和胺，分泌具有激素样作用的物质，这种细胞称为胃肠神经内分泌细胞（APUD 细胞），共同形成胃肠神经内分泌细胞系统（APUD 细胞系统），分泌的具有激素样作用的物质称为胃肠神经内分泌激素，简称胃肠内分泌激素。

一、胃肠内分泌激素细胞的类型及作用

1. 胃肠内分泌激素的类型

具体见表 1。

表 1　胃肠内分泌激素类型

细胞类型	分泌部位			分泌胃肠激素（产物）
	胃	肠	胰	
A			胰腺	胰高血糖素
B			胰腺	胰岛素
Cal	幽门	十二指肠		降钙素基因相关肽

细胞类型	分泌部位			分泌胃肠激素（产物）
	胃	肠	胰	
D	胃底、贲门	空肠、回肠、结肠	胰腺	生长抑素
D_1	胃窦、胃底、食管、	空肠、回肠、结肠为主	胰腺	血管活性肠肽、胃泌素
EC_1	胃底、贲门、胃体	空肠、回肠、结肠	胰腺	脑啡肽、P物质
EC_2		十二指肠		胃动素、脑啡肽
ECL	胃底、胃体			组胺
G	胃窦为主	十二指肠		胃泌素、促肾上腺皮质激素
I		十二指肠、空肠		胆囊收缩素
K		十二指肠、空肠		抑胃肽
L		空肠、回肠、结肠		肠高血糖素、酪酪肽
M		空肠为主、回肠		胃动素
N		空肠、回肠		神经降压素
P	胃窦	十二指肠		蛙皮素、胃泌素释放肽
PP	胃底、胃体、幽门	结肠	胰腺	胰多肽
S		十二指肠为主、空肠	胰腺	促胰液素
TG		空肠		羧基端胃泌素、胆囊收缩素
IG		空肠、回肠		肠胃泌素

2. 胃肠内分泌激素的作用

具体见表2。

表2　胃肠内分泌激素的作用

运动神经元	作用
血管活性肠肽	舒张胃肠括约肌，刺激胰液、胃酸分泌
P 物质	收缩下食管括约肌、肠，抑制胃酸，刺激胃蛋白酶分泌
胆囊收缩素	收缩胃窦、幽门，舒张胃体，抑制胃排空
生长抑素	抑制胃肠运动、胰液、胃酸分泌等
神经降压肽	舒张肠环形肌
脑啡肽	收缩幽门，舒张肠肌
甘丙肽	收缩肠，抑制胰液分泌
神经肽 Y	舒张回肠，收缩血管，抑制胰液分泌
内皮素	收缩胃肠、血管
胃泌素释放肽	释放胃泌素
降钙素基因相关肽	释放生长抑素，抑制胰液、胃酸分泌，将兴奋传导至运动神经元

二、胃肠内分泌激素生理作用概述

根据进食后经历的内分泌细胞释放的大致先后次序介绍胃肠内分泌激素的生理功能。

1. 胃泌素（GAS）

作用：①分泌胃酸；②营养作用，促进胃泌酸腺区黏膜和十二指肠黏膜生长；③运动效应，促进食管下端括约肌收缩、胃窦部运动，促进幽门括约肌收缩，延缓胃排空，促进小肠运动，缩短肠排空时间；④刺激胰酶分泌；⑤刺激胃底内分泌细胞释放生长因子，但其效能远小于 CCK。

释放调节：食物进入胃窦，胃窦腔内多肽氨基酸、钙离子刺激胃窦、十二指肠 G 细胞释放。迷走神经刺激胃泌素释放由胃窦部迷走神经调节，迷走神经的抑制作用处于胃底，即饱餐后 GAS 逐渐下降，迷走神经切断术后都会发生高胃泌素血症。迷走神经对胃泌素的释放和抑制作用的机理很复杂。胃泌素半衰期为 4~7 分钟，主要在全身血管床代谢。

2. **胃泌素释放肽（GRP）和蛙皮素（BBS）**

作用：①释放胃泌素，也是其他胃腔内刺激胃泌素释放的重要介质；②刺激胰酶分泌；③对平滑肌有兴奋作用，促进胆囊收缩；④促进有丝分裂，有增强大鼠胃窦 G 细胞增生、小细胞肺癌生长的作用；⑤促进其他胃肠激素释放。

释放调节：食物进入胃泌酸区域刺激释放 GRP，直接作用于 G 细胞分泌胃泌素，促进胰高血糖素、胃动素、抑胃肽释放，促进胃酸和胰液分泌。

3. **组胺（H）**

H_1、H_2、H_3、H_4 受体的不同，产生的作用也不同。①H_1 受体促进小肠收缩；②H_2 受体刺激胃酸分泌；③H_2 受体刺激胰液分泌；④H_3 受体保护胃黏膜，同时抑制组胺分泌。⑤H_4 受体作用不十分清楚。

释放调节：GAS、血管活性肠肽（VIP）、肾上腺素刺激组胺分泌；生长抑素（SS）、酪酪肽（PYY）抑制组胺分泌。

4. 胆囊收缩素（CCK）

作用：①刺激胰酶分泌，增加胰酶活力；②促胆囊收缩，排出胆汁，促进奥迪括约肌松弛；③抑制胃排空；④抑制近端十二指肠蠕动；⑤增强小肠和结肠运动；⑥抑制胃酸分泌（可能通过 SS）；⑦促进胰岛素、SS 和胰多肽释放；⑧增强饱腹感。

释放调节：食物进入十二指肠、空肠，蛋白质经过消化，甘油三酯经过水解，在多肽、氨基酸和酸的刺激下，有效促进 CCK 释放，促进胆囊收缩，增加胆汁分泌，同时抑制进餐后胃底舒张和胃排空，减少一过性下食管括约肌松弛。迷走神经兴奋同样刺激释放 CCK。

血液中降解。

5. 促胰液素（SEC）

作用：①促进胰腺碳酸氢盐及水的分泌；②促进胆汁分泌；③促进胰腺生长，其微弱的营养作用，可以增强 CCK 对胰腺的营养作用；④抑制胃酸分泌；⑤促进胃蛋白酶分泌；⑥刺激肠道氯离子分泌，抑制钠离子和碳酸氢盐分泌；⑦抑制胃泌素分泌；⑧促进胃固体食物排空；⑨抑制食管下段括约肌张力，抑制胃窦、小肠和结肠运动，减缓对流质食物的排空。

释放调节：酸性物质进入十二指肠、空肠，促胰液素释放，脂肪促进释放 SEC，迷走神经不能释放促胰液素。单独促胰液素对胰酶分泌只有很弱的刺激作用，只有促胰液素和 CCK 一起时才有明显的加强作用。总的来说，促胰液素是抑制胃酸和胃肠运动的物质。肾脏是清除促胰液素的主要部位。

6. 胃动素（MOT）

作用：①MOT 的周期性波动引起移行性运动复合波（MMC）周期性变化；②胆囊排空；③刺激胃蛋白酶、胰液分泌。

释放调节：胰液或胆汁分泌至十二指肠可引起血浆胃动素升高，引起胃肠周期性收缩运动及食管下括约肌紧张性收缩，防止胃内容物反流，但同时又具有促进胃排空的功能。胃动素是迷走神经刺激释放的激素。慢性胰腺炎血浆胃动素降低，并出现胃、十二指肠功能紊乱。十二指肠中酸性或碱性食物或脂肪可以引起胃动素升高，但混合型食物会使胃动素浓度降低。静脉给予葡萄糖或氨基酸使 MOT 下降。蛙皮素是胃动素的有效刺激物。肾脏是清除胃动素的主要部位。

7. 胰高血糖素（GLU）

作用：①促进糖原分解、脂肪分解、糖异生、酮体异生；②抑制肠运动和吸收、胰腺外分泌、胃酸分泌和五肽胃泌素刺激的食管下端括约肌压力，松弛奥迪括约肌和刺激肝脏分泌胆汁；③是强有力的胃酸分泌抑制剂。

8. 胰多肽（PP）

作用：①刺激基础条件下胃酸分泌，抑制五肽胃泌素引起的胃酸分泌；②抑制基础条件下和 CCK 或促胰液素引起的胰腺水分、碳酸氢盐和蛋白的外分泌功能；③大剂量兴奋胃肠运动和胃的排空，少剂量抑制胃肠运动和胃的排空。食物进入胃 30 分钟，PP 量达到高峰，食物进入小肠，PP 量逐渐下降，并维持数小时；④抑制胆囊收缩。

释放调节：分泌 PP 的细胞主要在胰腺，胃肠道也有，PP 的释放依赖胆碱能神经的作用。肾脏是其主要代谢部位。

9. 生长抑素（SS）

作用：①抑制激素和神经递质的分泌；②抑制外分泌；③促进早期胃排空，抑制晚期胃排空，促进远端小肠的蠕动，抑制胃十二指肠的蠕动，抑制回肠和胆囊的收缩；④抑制营养物质（糖、氨基酸、甘油三酯、离子）在肠道内的吸收；⑤抑制组织对生长因子的反应；⑥抑制内脏血流；⑦抗痛觉作用，降低直肠感觉。

释放调节：分泌 SS 的 D 细胞分布于胃肠道和胰腺，进食促进 SS 释放，脂肪、蛋白质比碳水化合物有更强的释放作用；胰岛素性低血糖和异丙肾上腺素促进胰腺和肠道释放 SS。SS 治疗糖尿病使胰岛素用量减少 28%~40%，半衰期为 1.1~3 分钟。SS 抑制胃泌素、促胰液素、CCK、GIP、VIP、MOT、肠高血糖素、胰多肽、胰岛素、胰高血糖素的释放。

10. 抑胃肽（GIP）

作用：①抑制胃酸、胃蛋白酶分泌，这一作用能被胆碱能激动剂逆转；②抑制肠道水、电解质分泌；③GIP 是肠-胰岛素轴调节胰岛素释放的重要因素，可刺激胰岛素释放，刺激作用只发生在血糖达到或超过 125mg/dL 时；④刺激 SS 释放。

释放调节：食物进入十二指肠和空肠刺激分泌 GIP。口服葡萄糖而不是静脉葡萄糖促进 GIP 释放。GIP 半衰期为 21 分钟，主要在肾脏代谢。

11. P 物质（SP）

作用：①介导疼痛的中枢传导；②神经源性炎症反应（血管扩张、血浆渗出），和其他速激肽调节肠道、呼吸道、皮肤、关节的神经源性炎症反应。③刺激唾液和胰液的分泌；④是强有力的血管扩张剂；⑤介导肠道的感觉神经支配。

12. 神经降压素（NT）

作用：①扩张血管，增加毛细血管通透性，降低血压；②引起低胰岛素血症、低血糖，释放组胺；③刺激胰腺分泌碳酸氢盐和蛋白；④抑制胃排空；⑤增加食管、小肠和结肠的运动。

释放调节：混合食物进入空肠引起释放 NT，脂肪是促进释放 NT 的有力刺激物，肾上腺素、蛙皮素可促进 NT 释放，SS 抑制其释放。NT 明显促进 PP 释放。

13. 肠高血糖素（胰高血糖素样肽）

肠高血糖素包括 GLP-1、GLP-2。

作用：①刺激胰岛素分泌；②抑制胰高血糖素释放；③抑制五肽胃泌素刺激的胃酸分泌，强烈抑制胃排空；④抑制胰腺泌酸调节蛋白；⑤对肠黏膜有营养作用，大量小肠切除后，在肠道代偿性增生中起作用。

释放调节：食物进入回肠刺激胰腺分泌，对胃排空有强烈的抑制作用。GLP-1 可显著减少消化间期和餐后胃、十二指肠收缩运动的频率和幅度，增加幽门的张力和压力波幅。此外，GLP-1 还可显著延长小肠和结肠的传输时间，在生理状态下，有助于营养物质的吸收，而在病理状态下，如相关内分泌肿瘤患者，该激素的升高则导致患者的顽固性便秘。GLP-2 可延长小肠和结肠传输时间，有效降低血糖，增加饱感，是上消化道梗阻的主要促成因素，亦能导致便秘。

14. 酪酪肽（PYY）

作用：①抑制胰腺分泌；②抑制胆囊收缩；③抑制胃酸和胃肠道运动。

释放调节：当未消化的食物，尤其是脂肪和胆盐到达末端回肠和结肠时会刺激该激素的释放，对上消化道和分泌活动有广泛地抑制作用。因此某些疾病，如热带口炎性腹泻、慢性胰腺炎、倾倒综合征、回肠切除等可导致血清 PYY 水平上升，而结肠切除患者该激素水平下降。目前认为该激素主要介导结肠与上消化道的一些抑制性反射，如结肠-胃抑制反射，当食物刺激结肠时导致该激素释放，抑制胃排空，起结肠闸作用。此外有研究表明该激素介导结肠扩张所致的胆囊收缩反射，被认为是结肠功能性疾病患者产生上消化道症状的原因。

15. 血管活性肠肽（VIP）

作用：①刺激肠道，促进胰腺分泌水及碳酸氢盐；②促进胰岛素（RI）、肠高血糖素、生长抑素释放；抑制食物引起的胃泌素释放；抑制胃酸、胃蛋白酶分泌；③是强大的平滑肌松弛剂，降低蠕动反射，在一氧化氮（NO）的协同下，增强胃的容受性，对食管下端、贲门、回盲部及肛门括约肌起松弛作用，增加肠液分泌；④增加内脏、胰腺血流。

释放调节：VIP 在胃肠道中含量最高，大量存在于直肠、回肠、空肠。肠腔内脂肪和氨基酸、外在神经电刺激、肠道扩张、黏膜挤压，均会使肠道静脉内 VIP 增加，对胃肠活动有明显的抑制作用。VIP 可抑制胃酸分泌，刺激大肠、小肠液分泌，松弛胃肠道平滑肌，抑制结肠和直肠的紧张性。应激时 VIP 合成与分泌发生改变，引起胃黏膜下层动静脉短路开放，导致黏膜缺血。微循环环障削弱了黏膜抗损伤和修复的功能，使胃酸和胃蛋白酶的攻击作用相对增强，最终导致黏膜损伤和坏死。VIP 在血浆中浓度不高，除非发生 VIP 瘤。VIP 半衰期为 1~2 分钟，肝和肾衰病人的血 VIP 会升高。

16. 降钙素基因相关肽（CGRP）

摄食后 CGRP 反馈性增加，刺激 SS 分泌，抑制 GAS、组胺、乙酰胆碱释放，从而抑制胃酸分泌、胃肠运动，起到保护黏膜的作用。

17. 内源性阿片肽

内源性阿片肽包括内啡肽（β-END）、脑啡肽（ENK）、强啡肽（DYN），增进食欲，抑制胃肠和胆囊运动，减少胃酸、胆汁、胰液分泌，增加水和电解质吸收。

18. 神经肽 Y（NPY）

NPY 和 NE 共同在交感神经接头处起作用，通常同时释放，并且互相协作。但是在不同的情况下，它们之间的释放比例以及对于血管功能的调节是不同的。NPY 具有抑制生殖、肌肉兴奋、交感神经兴奋的作用，导致人体的血压、心率、代谢下降，促进摄食，抑制胃肠动力和黏膜血流，有强大的缩血管作用。NPY 是一种具有长期、慢性调节功能的物质，可抗应激，抗焦虑，抗癫痫，稳定情绪。

19. 内皮素（ET）

作用：①使胃、空肠、回肠、结肠平滑肌收缩，调节胃肠节律运动；②刺激小肠黏膜分泌；③收缩外周血管；④收缩肠系膜血管、门静脉，使门静脉压力增高，肝耗氧增加，加重肝损伤。

释放调节：血管加压素、血管紧张素、缺氧可诱发 ET 生成和释放增加，心房钠尿肽、CGRP、一氧化氮（NO）可以抑制 ET 合成与释放。内皮素的产生主要是机体受到侵害后的一种保护性反应，但这种反应往往给机体带来伤害。例如酒精或应激可以使 ET 升高，使胃肠黏膜血管痉挛，导致缺血、溃疡形成。

通常一种胃肠激素有多种生理功能，完成一项生理功能需要多种胃肠激素协同作用。比如胃酸降低时，胃窦 G 细胞分泌胃泌素，释放 H^+，引起胃酸分泌，肠道神经系统释放促胃泌素释放肽，调节胃酸；同时胃窦 D 细胞释放 SS，抑制胃窦 G 细胞释放胃泌素。胃肠多种激素对胃肠运动、黏膜稳态、伤害感受、中枢传导、信息整合起到重要作用，参与机体摄食、消化、生长、免疫防御的各个方面。

第二章
胃肠内分泌激素与消化系统疾病

一、胰腺炎

1. 生理病理

急性胰腺炎是多种病因导致胰酶在胰腺内被激活后引起胰腺组织自身消化、水肿、出血甚至坏死的炎症反应。临床以急性上腹痛、恶心、呕吐、发热和血胰酶增高等为特点。不论是胆道下端梗阻、胆汁逆流胰管，还是酒精刺激、胰腺小动静脉栓塞等原因，均会导致促进胰酶的大量分泌，致使胰腺管内压力骤然上升，引起胰腺泡破裂，胰酶进入腺泡之间的间质而促发急性胰腺炎。

体液调节：调节胰液分泌的体液因素主要有 SEC、CCK、GAS、VIP。①SEC。当酸性食糜进入小肠后，可刺激小肠黏膜释放促胰液素。小肠上段黏膜含促胰液素较多，距幽门越远，含量越小。促胰液素主要作用于胰腺小导管的上皮细胞，使其分泌大量的水分和碳酸氢盐，因而使胰液的分泌量大为增加，但酶的含量却很低。②CCK。引起胆囊收缩素释放的因素（由强至弱）为蛋白质分解产物、脂酸钠、盐酸、脂肪，糖类没有作用。CCK 促进胰液中各种酶的分泌，它的另一重要作用是促进胆囊强烈收缩，排出胆汁。CCK 对胰腺组织还有营养作用，促进胰腺组织蛋白质和核糖核酸的合成。

③GAS、VIP。它们的作用分别与胆囊收缩素和促胰液素相似。促胰液素和胆囊收缩素之间具有协同作用，即一个激素可加强另一个激素的作用。激素之间以及激素与神经之间的相互加强作用，对进餐时胰液的大量分泌具有重要意义。

神经调节：食物的形象气味，食物对口腔、食管、胃和小肠的刺激，都可通过神经反射（包括条件反射和非条件反射）引起胰液分泌。反射的传出神经主要是迷走神经，切断迷走神经或注射阿托品阻断迷走神经的作用，都可显著地减少胰液分泌。迷走神经可通过其末梢释放乙酰胆碱直接作用于胰腺，也可通过引起胃泌素的释放，间接地引起胰腺分泌。迷走神经主要作用于胰腺的腺泡细胞，对导管细胞的作用较弱，因此，迷走神经兴奋引起胰液分泌的特点是水分和碳酸氢盐含量很少，而酶的含量却很丰富。

2. 胰腺炎患者胃肠内分泌激素紊乱的性质和特点

胰腺炎发生激素紊乱是机体自身调节保护的结果，当胰腺腺泡压力较大、胰酶渗出、发生自身消化时，胃肠内分泌激素调节的过程是促进减少消化酶的胰液分泌，起到冲洗的作用，同时全方位减缓消化运动，减少胰酶分泌，减少胰腺自我伤害。当病情好转时，各项胃肠内分泌激素水平逐步恢复正常。

临床研究：①静脉注射 CCK，健康人 MOT 升高，慢性胰腺炎患者都不升高。十二指肠灌注胰液或胆汁引起两组人 MOT 升高。②重症急性胰腺炎（SAP）时 MOT 明显下降，而且血清 MOT 水平与急性胰腺炎（AP）的严重程度成负相关性，治疗后 MOT 上升，肠蠕动得到改善。③SAP 时血清 GAS 明显升高，与疾病严重程度正相关，治疗后 GAS 下降；胆源性胰腺炎 CCK 明显升高，非胆源性胰腺炎 CCK 升高不明显；SAP 时血清 VIP 明显升高，与病情严重程度呈正相关性。轻型胰腺炎"2 低 1 高"MOT、CCK 下降，VIP 升高；SAP 时血清 SP、内皮素（ET-1）明显升高。

胰腺炎患者的 GAS、CCK、MOT 等激素水平不协调，GAS、CCK 的升高增加胃液的分泌、促进胆胰分泌，促进回肠、结肠运动，但 MOT 下降，基本抵消了这种作用，迟滞胃排空，抑制回肠、结肠运动，VIP 升高促进炎症吸收，但也加重胃肠功能紊乱，SP 和 ET-1 升高加重黏膜缺血损伤，使胃肠功能紊乱加重。

3. 中医药治疗的机制

每一种治法分别参与到发病的不同原因、不同阶段。中医药重塑正常胃肠神经内分泌环境，抑制 CCK 分泌，促进单纯 SEC 分泌，增加胃液、碳酸氢盐和水的分泌，减少胰酶分泌对胰腺自身的伤害，避免胰腺炎加重，促进 MOT 分泌，恢复正常 MMC 运动，总体协调胃肠内分泌系统。中医临床最常见的辨证为肝胆湿热，瘀热内阻，治宜清利肝胆湿热，泻热通腑，予龙胆泻肝汤、清胰汤、大柴胡汤；腑气不通，治宜大承气汤、大黄牡丹皮汤；毒热内盛，治宜黄连解毒汤、犀角地黄汤（犀角用水牛角代）、小承气汤；内闭外脱，治宜四逆汤。

4. 古籍记载

《名医类案·卷六·腹痛》："一人面色苍白，年四十六，素好酒色犬肉，三月间，因酒兼有房事，遂病左腹痛甚，后延右腹，续延小腹以及满腹皆痛，日夜叫号，足不能伸，卧不能仰，汗出食阻……用二陈加芩、楂、曲蘖进之不效，再用小承气汤仍不利，蜜枣导之仍不利，乃以大承气汤，利二三行，痛减未除……次日烦躁呕恶，渴饮凉水，则觉恶止爽快，四肢逆冷，烦躁不宁，时复汗出……可用通脉四逆汤，尚庶几焉。以其内有童便、猪胆汁，监制附毒，不得以肆其虐也，连进二服，脉仍不应，逆冷不回，渴饮烦躁，小便不通，粪溏反频，腹或时痛，更进人参白虎汤……躁渴如旧，更用参术各三钱、茯苓、麦冬、车前各一钱，五味、当归各五分，煎一帖，脉渐见如蛛丝……左手足亦略近和，不致冰人，右手足逆冷如旧，但口尚渴，便尚溏，一日夜约十余度，小便不通……当利其小便，遂以天水散冷水调服，三四剂不应，再与四苓散加车前、山栀煎服二帖，小便颇通，但去大便，而小便亦去，不得独利……小便未利，烦渴未除，盖内热耗其津液也，大便尚溏者，亦由内热损其阳气，阳气不固而然也，遂用参术各三钱，茯苓钱半，白芍、车前、麦冬各一钱，山栀七分，五味五分，连进数服，至第九日，逆冷回，脉复见，诸症稍减，渐向安。"

患者左上腹疼痛，延至右腹，疼痛剧烈，酒后，符合急性胰腺炎临床表现，清热解毒，理气化痰难于奏效，需要通腑泻热，以"承气汤"治疗，疼痛减轻，仍不能进食，"呕恶，渴饮凉水"，出现电解质紊乱，给以童便、猪胆汁，因其含有大量电解质，补充机体缺失，随疾病发展出现脓毒血症，循环不足而病情加重，表现为"躁渴""手足逆冷"，中医辨证内热伤津耗气，气阴不足，则补气养阴，"诸症稍减，渐向安"。

其治疗理念和方药与现代医学何其相似：①"承气汤"以中性或碱性到达小肠，不引起甚至抑制 GAS、CCK 分泌，抑制胃酸，其机制与 H_2 受体阻断剂抑制胃酸类似；②同时抑制迷走神经兴奋，从而抑制胰腺胰酶的分泌，其机制与生长抑素抑制胰酶分泌类似；③少饮凉水、童便、猪胆汁，与通过禁食补液维持水电解质平衡理念相符；④毒热内盛，给予人参白虎汤，治疗胰腺炎脓毒血症；

⑤人参、麦冬、五味子（生脉饮）加减，养阴清热生津，与治疗循环衰竭、升高血压、保证有效循环容量的原则相符。

二、消化不良

1. 生理病理

消化不良的生理病理较为复杂，包含感觉异常和运动障碍，涉及心理、环境因素、幽门螺杆菌感染、低度炎症、胃肠内分泌激素紊乱、脑肠轴功能紊乱伴有其他系统疾病、手术等。消化不良分为功能性消化不良（FD）和器质性消化不良，FD 临床上分为功能性胃肠病（FGID）、胃肠动力疾病（DGIM），症状表现为早饱、饭后饱胀、嗳气、食欲缺乏、恶心、呕吐、胃痛、慢性便秘。

2. 胃肠内分泌激素分泌紊乱的性质和特点

增加胃排空的胃肠内分泌激素有 GAS、MOT、SP、CCK、NT 等。减缓胃排空的激素有 SS、VIP、SEC、VIP、GLP-1、PYY、降钙素（CT）等。SS 是一种脑肠肽，对多种胃肠生理功能具有抑制作用，包括抑制生理性内外分泌反应、回肠和胆囊收缩、胃排空和肠道内容物转运等。SS 主要以神经内分泌方式在局部起作用，其外周血 SS 水平可无明显变化。肝脏、肾脏是 GAS 和 MOT 代谢和清除的主要场所之一。

当肝肾功能受到损害后，血清 GAS 和 MOT 难以排出，在体内蓄积，导致高 GAS、高 MOT 血症，出现恶心、呕吐症状；损害进一步加重时，升高的 GAS 使胃酸分泌增多，胃黏膜内自由基清除酶、谷胱甘肽过氧化酶活性碱弱，导致细胞膜的脂质过氧化，从而出现胃溃疡、胃出血等胃黏膜的损伤表现，抑制性胃肠激素 SS、VIP 生成减少，不能抑制 GAS、MOT 的作用，症状和病情进一步加重。

胃肠内分泌激素的存在和效应是以正常胃肠形态和解剖为基础的。如果有较大范围胃肠黏膜损伤、缺血，或手术后胃肠和神经离断后，胃肠激素作用明显减退或无作用。比如在术后胃瘫，肠系膜、肠黏膜缺血，使用 MOT 受体兴奋剂红霉素并不能很好地恢复胃肠蠕动功能。这提示"阴虚"或"瘀阻"时单纯"补气"作用不好。

临床很多治疗仅关注胃肠内分泌激素的促胃肠动力作用，而忽视其对胃肠运动协调性的改善。胃肠受多种激素共同协调运动，单一受体、靶点起作用往往局限，而且同一受体可存在多个器官，使用时难免带来其他器官的副作用。现有药物有其局限性，例如西沙必利治疗呕吐、腹胀，有时带来腹泻、肠痉挛和 Q-T 间期延长的副作用；红霉素治疗胃动力差，有时会有恶心、胃肠痉挛。

临床研究：①FD 胃排空延迟患者的血浆、胃窦和十二指肠黏膜组织中 MOT 含量较 FD 无胃排空延迟患者降低。②FD 胃排空延迟患者的 GAS 含量较 FD 无胃排空延迟患者升高。③餐后 FD 患者 CCK 含量低于正常组。④空腹头相 NT、PYY、GLP-1 升高，餐后 CCK、SEC、NT、PYY、GLP-1 升高，胆汁分流术后，进食时这些激素大部分正常，但胰岛素和肠高血糖素仍然高。⑤肝硬化时，GAS、MOT、VIP、NT 升高，SS、胰岛素生长因子（IGF-1）下降。

3. 中医药治疗的机制

中医证候：恶心，呕吐无常，朝食暮吐，暮食朝吐，心中兀兀然、泛泛然，或吞酸、嗳腐，或闻气而呕，或微寒即呕，小溲利，大便溏或秘。

根据疾病中胃肠激素的变化，辨证施治如下。

（1）邪实（食积、胃火、湿阻、气滞）：GAS 和 MOT 升高，SS

和 VIP 同时成正比升高，意为梗阻积滞，胃肠道激素反应性升高，宜消导、清热、泻下和理气，方剂选用枳实导滞丸、黄芩利膈丸、清胃散、泻黄散、承气汤、沉香降气散等，解除梗阻积滞因素，促进胃肠动力，胃肠通畅则 GAS 和 MOT 逐渐下降至恢复正常。

（2）脾胃气虚：GAS 和 MOT 下降，胃肠激素分泌不足，或因某种因素反应不上，予四君子汤、补中益气汤、黄芪建中汤促进胃肠主动运动。

（3）阴虚或兼内热：GAS 和 MOT 不升高或下降，但 SS、GIP、NPY 下降幅度更大，是抑制性激素产生不足，应滋阴清热，活血化瘀，宜益胃汤或温胆汤加石斛、麦冬；由于胃肠病变或其他系统病变导致胃肠黏膜缺血者，宜四生饮加失笑散。

（4）阳虚：GAS 和 MOT 升高后再下降，代表疾病发展过程中，身体先反应性升高，再过度消耗，宜理中汤、参苓白术散等。脾虚及肾者，SS 同时下降，予四神丸。

（5）肝胃不和：GAS、SP 下降，MOT 升高的"2 低 1 高"，治宜舒肝和胃，予柴胡疏肝散、参苏饮等。

（6）肝郁克脾，胆胃郁热：CCK、GAS 升高，MOT 下降，如胆囊炎、胆结石、奥迪括约肌功能障碍（SOD）、肝炎、肝硬化导致的消化不良，治宜清肝利胆，健脾和胃，予大柴胡汤、逍遥散、四逆散等。

（7）脾虚气滞或痰阻：GAS 和 MOT 不升高、伴 5-HT 升高，治宜健脾行气，化痰，予香砂六君子丸、四磨汤、参橘丸、平胃散等。陈皮、木香、枳壳等行气药有双向调节作用。

（8）脾肾不足，浊犯三焦：GAS、CCK、GIP、CGRP、PYY、SP、PP 血清水平全面升高，SS 不升高或降低，意为湿毒困脾，即慢性肾功能不全，治宜滋阴健脾，通腑降浊，改善胃肠血液、内分泌微循环，宜一贯煎酌加苍术、半夏、大黄，或黑地黄丸、尿毒清。

（9）虚实夹杂：辛开苦降，补泻兼施，予泻心汤、乌梅汤等。"升降浮沉法，随证用药治之"。

（10）火不生土：其他类疾病如心衰、肺功能差导致的消化不良，辨证为此证型者，可以补火生土，比如脑血管病、外伤、中暑导致的消化不良，分别可以用醒脑解郁、活血化瘀、解表的方法分别治之。

消化不良的胃肠激素紊乱多种多样，需要更多种、更细化、更标准的临床胃肠激素检查和统计学数据分析得出结论，以便更加明确分类和选择相应的治疗方案。

4. 古籍记载

《名医类案·卷四·呕吐》："汪石山治一人，年三十，形瘦淡紫，才觉气壅，腹痛背胀则吐，腹中气块翻动，嘈杂数日，乃吐黑水一盆，而作酸气，吐后嗳气，饮食不进，过一二日方食，大便二三日不通，小便一日一次，常时难，向右卧……午后怕食，食则反饱胀痛，行立坐卧不安，日轻夜重。二年后，汪诊之，脉皆浮弦细弱。曰：此脾虚也，脾失健运，故气郁而胀痛，吐黑水者，盖因土虚不能制水，故膀胱之邪乘虚而侮其脾土。经曰：以不胜侮其所胜是也，酸者，木之所司，脾土既虚，水夹木势而凌之焉。医作痰治，而用二陈刚剂，则脾血愈虚；又作血治，而用四物柔剂，则是以滞益滞；又作热治，而用黄连解毒，则过于苦寒；又作气治，而用丁沉藿香则过于香燥，俱不中病（辨驳精切详明）。遂以人参三钱、黄芪一钱半，归身一钱，香附、陈皮、神曲各七分，黄芩、甘草各五分，吴萸三分煎服，旬余，又犯油腻，病作如前而尤重，仍以前方加减，或汤或丸散，服至半年而愈。"

患者消化不良，午后怕食，食则反饱胀痛，是胃动力不足的表现，属中医呕吐（气阴两虚，轻度内热），治宜健脾益气，佐以清中焦热。

《名医类案·卷四·呕吐》："项彦章治建康万夫长廉君病，医投姜、桂，愈甚。诊其脉告曰：此得之酒，病当哕作声，食入即出，而后溲不利（此关格病）。廉曰：然。予生平所嗜烧酒，乃进葛花解醒汤加黄芩，饮三升，所势减，众医以药性过寒，交沮之，项以论不协，辞去，叹曰：实实而虚虚，过二月当入鬼录矣。果验。所以知廉病者，切其脉，细数而且滑，数为热，滑为呕，为胃有物，酒性大毒瘾大热，而反以热剂加之，是以火济火也，且溲秘为阳结，今反治，故二月而死也。"

患者长期饮酒，中焦内热，当清热理气，然姜桂剂误治，助热伤阴，耗竭胃肠内分泌激素，不能消化，终致格拒于上、关闭于下的关格病（肾衰竭）。

消化道的各种疾病是在不断变化，治疗时根据疾病的不同阶段、不同病理特点和相应的激素异常来治疗，即中医强调要分清虚实寒热、脏腑属性。

三、胃及十二指肠溃疡和慢性萎缩性胃炎

1. 生理病理

"无酸无溃疡"，胃及十二指肠溃疡重要的发病机制是 GAS 促胃酸分泌过多，同时起保护作用的胃肠激素，主要是 SS 降低或提升幅度低，不足以抑制 GAS 的作用。胃肠激素对胃酸分别起到促进、抑制作用，对血管有收缩、扩张作用，两种机制处于平衡状态，一旦

平衡被打破，胃酸过多增加破坏作用，胃黏膜缺血缺少保护作用，易导致胃及十二指肠溃疡。GAS 减少、胃酸过少可能与萎缩性胃炎有关，因为基础 GAS 分泌对胃黏膜有保护作用。

2. 溃疡和萎缩性胃炎胃肠内分泌激素紊乱的性质和特点

促进胃酸分泌的有 GAS、TRH、促胃液素释放肽（GRP）；抑制胃酸分泌的有 SS、NT、EGF、甘丙肽（GAL）、PYY、CGRP、GIP。NPY 抑制胃肠动力和胃黏膜血流，CGRP 有加强胃黏膜血流、胃黏膜保护的作用。胃黏膜层分泌碱性液体，前列腺素 E2（PGE2）减少，中和胃酸的能力下降，病久则伴有出血、穿孔、癌变等并发症。因此，溃疡的治疗原则是抑制胃酸，保护胃黏膜。萎缩性胃炎 MOT 升高，SS、VIP、CGRP 下降。GAS 下降或轻度升高。

3. 中医药治疗的机制

（1）萎缩性胃炎：胃酸分泌不足，GAS 含量下降，可按照脾胃虚寒论治，予理中汤、小建中汤加减。

（2）幽门螺杆菌（HP）感染：诱导肿瘤坏死因子（TNF-α）、白介素 1β（IL-1β）升高，GAS 可代偿性升高，可以给予清热凉血的清胃散加减。

（3）胆汁、胰液反流损伤胃黏膜，宜补脾益胃的参芪剂。

（4）长期酒精刺激胃黏膜，可以辛开苦降，宜泻心汤类。

（5）心衰、肝硬化导致的胃黏膜缺血、溃疡，宜补火生土，活血化瘀。活血化瘀法可能通过增加 CGRP、血管内皮因子（VEGF）含量起作用。研究显示改善阴茎血管内皮功能的万艾可同样能够改善胃黏膜缺血和缓解幽门痉挛、梗阻症状。

4. 古籍记载

《名医类案·卷六·心脾痛》："丹溪治一人以酒饮牛乳，患心疼（胃脘痛）……大便或秘结或泄，又苦吞酸，屡涌出黑水若烂木耳者……每旦夕一二作，以参、芪、归、芍、陈皮、半夏、甘草服之痛缓。"

病案概括了胃、十二指肠溃疡的一般特点，饥饿痛或饱餐痛多发生在晨未进食时或下午餐后，"旦夕一二作"，反酸烧心，消化不良，便秘或腹泻，有时便血，古人描述为"黑水若烂木耳者"，我们现在称为柏油便。服用参芪剂可促进 SS、VIP 分泌，抑制 GAS 释放，抑制胃酸分泌，促进 CGRP、EGF 分泌以及 PGE2 的合成，取其营养作用，中和胃酸，促进胃泌酸腺区和十二指肠黏膜生长，保护胃黏膜，白芍、甘草解除胃肠疼痛、痉挛，全方健脾和胃，缓急止痛。

四、腹泻

1. 概念

腹泻是一种症状，包括最常见的疾病如肠易激综合征（IBS）、克罗恩病（CD）、溃疡性结肠炎的腹泻型，也有由甲状腺、肾上腺、糖尿病等内分泌系统疾病导致的腹泻。

2. 腹泻胃肠内分泌激素紊乱的性质和特点

腹泻涉及的相关激素包括 MOT、VIP、SS、GIP、CCK、SP、PYY、NPY、促肾上腺皮质激素释放因子（CRF）、ET 等。

（1）MOT：促进胃肠蠕动，研究显示 IBS 腹泻型患者空腹血浆和结肠黏膜中 MOT 水平显著高于正常对照组，提示 MOT 分泌过多可能是导致胃肠蠕动增强而引发腹痛、腹泻的原因之一。

（2）SS：抑制胃肠蠕动，研究显示便秘型 IBS 病人乙状结肠黏膜中 SS 含量显著高于腹泻型。也有研究显示腹泻型 IBS 患者血浆和肠黏膜中 SS 含量的升高，可能与继发于胃肠运动的增强或副交感神经的兴奋相关，SS 不足以抑制胃肠道的异常运动，从而表现为异常运动占优势的症状。

（3）VIP：抑制胃肠运动，抑制肠道吸收功能，加快肠道水、电解质分泌，促进腹泻发生。应激时 VIP 明显升高导致胃肠黏膜缺血、损伤和坏死。但便秘型 VIP 升高，考虑是反应性升高。

（4）5-HT：主要参与内脏疼痛、胃肠运动的调节，能加快胃肠道蠕动，缩短肠道运转时间，并促进电解质及水分的分泌，从而导致腹泻，促进肥大细胞释放组胺，一同促进释放 CP。

（5）GIP：空肠中浓度最高，刺激小肠液的分泌；抑制水和电解质吸收；刺激胰高血糖素的分泌；刺激 SS 释放。研究显示 CD、溃疡性结肠炎患者的 GIP 含量在进食后均明显升高；乳糜泻及热带吸收不良症患者在进食后 GIP 反应很低，提示十二指肠和空肠黏膜广泛受损时，可导致 GIP 释放不足。

（6）CCK：升高使肠道高压力，结肠运动增强，伴腹痛。研究显示 IBS 患者饮食刺激后血浆 CCK 异常升高。应用 CCK-A 阻滞剂可以降低结肠运转时间，缓解腹泻、腹痛症状。腹泻者 CCK 升高也可能是一种反应性升高以促进胆囊收缩，排出浓缩胆汁以缓解腹泻。在胆囊切除术后，腹泻、奥迪括约肌功能障碍（SOD）、胆汁反流性胃炎者的 CCK 均升高。

（7）SP：是主要的兴奋性神经递质，能直接作用于环形肌、纵行肌引起收缩，进而促进胃肠蠕动。研究显示 IBS 患者腹泻肠黏膜

SP 升高，慢性便秘者肠黏膜 SP 下降；溃疡性结肠炎横结肠黏膜 SP 明显升高；疼痛和炎症，同样可以引起 SP 升高。

（8）GLP-1：与胆囊切除术后腹泻、肿瘤的发生有关。同时 GLP-1 在心血管疾病、2 型糖尿病等代谢性疾病中具有重要的调节作用。GLP-1 可改善动脉粥样硬化，降低血浆总胆固醇、甘油三酯、LDL 含量。

（9）PYY：松弛平滑肌，延长肠内容物通过时间。

（10）GLU：主要存在于回肠和结肠，能够延长小肠和结肠的排空，有助于营养物质的吸收和促进绒毛生长，促进胆囊排空。研究显示急性腹泻患者空腹和餐后肠高血糖素水平、恢复期浓度均显著升高，可能与小肠黏膜的性质改变有关，也考虑是反应性升高。其浓度升高亦见于回肠切除后乳糜泻和热带性斯泼卢以及 CD。

（11）NPY：抑制胃肠运动和消化道分泌，中枢抗应激，稳定情绪。有强大的缩血管作用，促进 CP 释放。研究显示 IBS、溃疡性结肠炎腹泻患者 NPY 含量降低。

（12）CGRP：消化器官尤其是胃和十二指肠中 CGRP 含量较高，有促进胃生长抑素释放、抑制胃酸分泌的功能。CGRP 促进 SP 的释放，从而有利于痛觉信号的传递。

（13）CRF/CRF-R：CRF-R 的激活可促炎，促进疼痛感知，导致焦虑情绪，使肠道蠕动加快，增加肠黏膜通透性。

（14）ET：在胃、空肠、回肠、结肠都有分布，收缩肠管，增加肠分泌。CD、溃疡性结肠炎患者不论肠道黏膜还是血浆中，ET 含量均明显升高。

根据以上做出腹泻胃肠激素紊乱的初步判断：MOT、5-HT、CCK、VIP、CRF 升高是导致腹泻的主要因素，反之 SS、GIP、SP、

PYY、GLP 等抑制性胃肠激素和炎反应激素升高。当肠黏膜广泛受损时，应该升高的激素水平却不升高，例如 MOT、SS、GIP 反而下降。

3. 中医药治疗的机制

（1）MOT、5-HT、VIP、CRF 明显升高，中医辨证以邪实为主，治宜清热化湿或芳香化湿，予枳实导滞丸、藿香正气散，藿香、苏梗降低 MOT。

（2）5-HT、SP、ET、前列腺素明显升高，考虑以特异性或非特异性炎症为主，是急性期的表现，中医辨证为毒热内盛，治宜清热解毒，予葛根芩连汤、白头翁汤、黄芩汤，酌加金银花、蒲公英、地榆、五倍子、儿茶等。

（3）MOT 明显升高，CP 一般性升高，是肠道高压力导致的腹痛，中医辨证为气滞，治宜行气，芍药汤、痛泻要方，腹泻伴有疼痛时应用。研究显示痛泻要方能明显降低肠易激综合征患者 MOT、GLP-1、SS、VIP 水平，升高 NPY 水平。

（4）腹泻患者 MOT、SS、GIP 不升高或反而下降，是肠黏膜损害，胃肠激素分泌不足，中医辨证为阴虚、瘀阻，宜滋阴，活血化瘀，《三因极一病证方论》驻车丸，药用黄连、炮姜、当归、阿胶，治冷热下痢肠滑，赤白如鱼脑，日夜无度，腹痛不可忍者。

（5）CCK 升高，MOT 下降，存在于 SOD 患者的腹泻。SOD 患者奥迪括约肌 CCK 受体缺失，存在胆汁排出障碍，未乳化吸收的脂肪导致渗透性腹泻。中医辨证为肝疏泄失常，胆肠郁热，予小柴胡汤、柴胡疏肝散，研究显示大、小柴胡汤能够增加奥迪括约肌和胆管 CCK 受体的表达，调节奥迪括约肌功能，加强排入肠道的能力，同时调节胆汁中胆固醇/胆汁酸比例，降低肠肝循环中胆汁酸浓度。

（6）GLP-1正常或分泌不足、CCK、MOT正常或减低。代谢紊乱的患者胆囊切断术后，因失去胆囊浓缩胆汁乳化脂肪的功能后更易导致腹泻。这种因代谢异常、胆囊结石形成、胆囊切除术后的患者，还易发生大肠癌。其机理是GLP-1在脂质代谢紊乱中具有重要的调节作用，GLP-1分泌不足常伴有糖尿病或伴有甘油三酯代谢异常，高密度脂蛋白减少，胆固醇和甘油三酯转运障碍，胆固醇/胆汁酸比例异常，胆囊浓缩胆汁和收缩功能减退，胆囊切除术后，流入大肠的胆汁酸增多，代谢为次级胆汁酸，还是强力致癌物质，可引起肠道癌变。胆囊切除术后需要同时改善代谢障碍，预防癌症发生。中医辨证为脾虚痰凝，给予参苓白术散加二陈汤，配合焦三仙、鸡内金，通过提高GLP-1 mRNA和GLP-1受体水平，延长内源性GLP-1的作用，降低血脂、胆固醇，预防和治疗胆囊结石，降低肠肝循环中胆汁酸水平，治疗胆囊切除术后腹泻，并预防肿瘤的发生。

（7）CRF升高、NPY下降，伴情绪障碍、焦虑，中医辨证为肝郁克脾，土壅木郁，治宜疏肝健脾。予柴胡剂、四逆散。

（8）VIP升高、SS降低：中医辨证为脾气亏虚，久病及肾，宜附子理中丸。

（9）MOT、VIP、SS包括GAS全面下降，SS下降幅度更大，不足以抑制MOT作用。李东垣参芪剂升阳益胃治疗"胃泄"，二神丸补肾治疗五更泻（肾泄），即"肾为胃之关"之意。《太平惠民和剂局方》真人养脏汤，药用人参、白术、当归、肉豆蔻、肉桂、白芍、木香、诃子、罂粟壳、甘草，涩肠固脱，温补脾肾。治久泻久痢，滑脱不禁，甚至脱肛，或下痢赤白或大便脓血，里急后重。

4. 古籍记载

《名医类案·卷四·泻》："东垣治一人，一日大便三四次，溏而不多（胃泻），有时作泻，腹中鸣，小便黄。以黄芪、柴胡、归身、益智、陈皮各三分，升麻六分，炙甘草二钱（先生得手处在此），红花少许（红花少用入心养血，补火以生土引经，妙）。作一服，名曰黄芪补胃汤，水二盏，煎一盏，稍热食前服之。"

《名医类案·卷四·泻》："一孩孟秋泄泻，昼夜十数度，医用五苓散、香薷饮、胃苓汤加肉蔻，罔效。汪曰：此儿形色娇嫩，外邪易入，且精神倦怠，明是胃气不足而为暑热所中，胃虚夹暑，安能分别水谷，今专治暑而不补胃，则胃愈虚，邪亦著而不出。经曰壮者气行则愈，怯者著而成病是也，令浓煎人参汤饮之，初服三四匙，精神稍回，再服半盏，泄泻稍减，由是继服数次，乳进而病愈。"

《名医类案·卷四·痢》："一人太阴阳明腹痛，大便常泄，若不泄，即秘而难见，在后传作湿热毒，下鲜红血，腹微痛，胁下急缩，脉缓而洪弦，中之下得之，按之空虚，以苏木一分，藁本、益智仁各二分，熟地、炙甘草三分，当归身四分，升麻、柴胡各五分，名曰和中益胃汤，作一服，空心温服。"

《王氏医案绎注》："姚树庭古稀久泻。孟英曰：弦象独见于右关，按之极弱，乃土虚木贼也。前方皆主温补升阳，理原不背，义则未尽。如姜附肉蔻骨脂之类，气热味辣，虽温脾脏，反助肝阳。肝愈强则脾愈受戕……鹿茸升麻，可治气陷之泻，非斡旋枢机之品。至熟地味浓滋阴，更非土受木克、脾失健行之所宜，纵加砂仁酒炒，终不能革其腻滞之性。方方用之，无怪乎愈服愈泻……予潞党参五钱，炒白术四钱，白茯苓三钱，炒甘草三钱，炒焦蚀陈皮一钱，炒山药三钱，炒扁豆三钱，生建莲去心不去皮三钱，乌梅肉三钱，陈木瓜三钱，土炒白芍一钱五分，炒白蒺藜去刺六分，土炒赤石脂余粮各一钱。服之果效。恪守百日。竟得康强。"

《三家医案》："肠中攻动则痛，下痢更甚，明系肝邪为患。曾服补中益气升阳之剂而反剧，则升之无益可知矣。宜从风动飧泄一条，比例治之。制白术、炒黑秦皮、炒焦菟丝饼、蕲艾叶、牡蛎、炒黑骨碎补。"

《类证治裁·泄泻脉案》："潘，色苍嗜饮，助湿酿热，濡泻经年……治者不察，以四神丸加炮姜、乌梅，补中汤加吴萸、肉果，愈服愈剧，致头晕口燥，气坠里迫，溺涩肛痛，皆火性急速征据，必清理湿热之邪，乃为按脉切理……四苓散加薏仁、车前子、麦冬、山栀、灯心、神曲、砂仁壳、枳子、黄芩、白芍，后用参苓白术散加减而痊。"

本案与现代治疗溃疡性结肠炎缓解期治法类似，健脾祛湿，温补肾阳，需要寒热并用。

第三章

胃肠内分泌激素与心功能衰竭

1. 生理病理

慢性心力衰竭（CHF）是由于感染、心律失常、冠心病、高血压、过度劳累等原因引起的心脏功能不全，是各种因素导致的心脏病的严重阶段。

RAAS 与利尿肽系统（NPS）是神经激素系统的重要组成部分，与交感神经系统（SNS）在心力衰竭的病理生理过程中发挥重要的作用。RAAS 具有血管收缩、水钠潴留、升血压、促进醛固酮分泌、提高 SNS 张力、致心肌纤维化及致心肌肥大等生物学效应。而 NPS 具有扩张血管、利钠利水、降血压、抑制肾素及醛固酮分泌、降低 SNS 张力、抗心肌纤维化及抗心肌肥大等与 RAAS 系统相反的生物学效应。

CHF 的早期阶段，为了维持循环系统稳态，SNS 与 RAAS 的激活能够通过提高心输出量，内脏血管收缩，血流重新分布，肾血管收缩，使水钠潴留，有助于重要脏器的灌注和增加外周血管收缩而起代偿作用。血管紧张素 Ⅱ（Ang Ⅱ）和醛固酮水平升高是其重要特征。然而，SNS 与 RAAS 的持续激活最终会变得有害，加重心肌细胞损伤，促进心室重塑，继而使心功能恶化。NPS 激活则产生与SNS、RAAS 持续激活相反的生物学效应，主要是引起心肌正性肌力作用，使心率加快，心肌收缩力加强，房室交界处传导加快。上述神经激素系统的失衡可导致心衰病情不可逆的进展，AVP、ADT释放，收缩血管，促进水液重吸收，导致水液潴留，增加心脏后负荷，进一步加速了心功能的恶化，心衰后期血压下降，继而出现休克前期甚至休克。此外，除了经典的神经激素系统成分之外，其他调节系统亦参与心衰的病理生理机制中，如激肽系统、内皮素、促红细胞生成素、前列腺素及肾上腺髓质素等。

RAAS在CRF时被激活的机制：①由于心输出量减少，肾血流量减少，从而使肾球旁细胞分泌肾素增加；②交感神经兴奋性增高，使肾血管收缩，导致肾缺血，也使肾素分泌增加；③CRF使用利尿剂后，钠离子从肾脏排泄增加，血钠降低，也可促使肾素分泌增加，使血管紧张素相应增多，能够使动脉收缩而维持血压和重要脏器的血流使静脉收缩致血流量增加而增加心室充盈，继而使心排血量增加。由于RAAS在心衰复杂病理生理中的关键地位，临床通过应用ACEI、ARB及醛固酮受体拮抗剂来调节RAAS治疗心衰。

NPS具有丰富的生物学效应，如利钠、利尿、降压、增加内皮通透性、抑制血管平滑肌的增殖以及舒张血管平滑肌。此外，NPS还能抑制RAAS，使肾素与醛固酮释放减少，进而抑制心室重塑及心肌纤维化。NPS包括三种利尿肽：心房钠尿肽（ANP）、脑钠肽（BNP）、C型利尿钠肽（CNP）。在心衰时，ANP与BNP的升高水平与心脏充盈压呈正相关，与左室射血分数呈负相关。

利尿肽主要被脑啡肽酶（NEP）降解，而脑啡肽酶抑制剂（NEPi）不但能够通过抑制NEP而增加NPS、SP、缓激肽（BK）、ET-1及Ang II等成分的水平，而且能够抑制Ang I转换为Ang-（1-7）。由于NPS与Ang-（1-7）的心脏保护作用和ET-1与Ang II的有害作用均相关，所以 NEPi 作为一把双刃剑，其单独应用不能有效发挥疗效，故有必要与 RAAS 抑制剂联合，从而抵消其单独应用的负面作用。临床应用血管紧张素受体-脑啡肽酶抑制剂（ARNI），通过抑制 NEP，使利钠肽、BK 及其他肽类物质的降解减少，继而使 ANP 与 BNP 的利尿、利钠、心肌舒张、抑制肾素与醛固酮分泌及抗心肌重塑等作用增强。

2. 胃肠内分泌激素变化的性质和特点

（1）Ang Ⅱ：在生理条件下，有正性肌力作用，可促使交感神经兴奋，维持血管张力，调节冠状流量和心率，从而影响心脏功能；病理情况下，超过生理浓度的 Ang Ⅱ 有可能通过交感神经系统引起儿茶酚胺释放或对心脏直接作用，即通过旁分泌、自分泌和胞内分泌，促使心肌肥厚、心肌纤维化。

（2）ANP：是心房肌细胞产生和分泌的一种循环激素，具有强大的利钠、利尿、舒张血管和降低血压的作用。抑制肾素、醛固酮或血管加压素的分泌，减少交感神经的血管收缩作用。

释放调节：CHF 时，水钠潴留，血容量增加，心房压力明显升高，刺激心房内的 ANP 感受器，引起释放增加，从而发挥机体的代偿作用以改善心功能。

（3）BNP：也是一种心脏神经激素，主要是在心室合成与分泌。BNP 的功能包括①排钠利尿作用；②降压作用，扩张外周动脉血管，降低外周阻力，其次是增加毛细血管通透性造成循环血容量减少；③BNP 在冠状动脉循环中扩张心外膜血管和阻力血管，可抑制过度换气等造成的冠状动脉痉挛；④抗心肌纤维化作用；⑤防止血栓形成作用能抑制血管内皮细胞表达组织因子和纤溶酶原激活抑制剂，从而能防止在充血状态下的血栓形成；⑥对神经内分泌系统的影响，如可影响下丘脑-垂体-肾上腺皮质轴和下丘脑-神经-垂体轴,在脑中作为神经传递因子或神经调节因子调节激素和心血管功能。

释放调节:BNP 在血容量增加和压力负荷增加时反应性地从心室分泌。

(4)ET:是强大的血管收缩物质,具有正性肌力作用,能够刺激生长,导致有丝分裂,刺激心肌细胞肥大,使心腔扩大、心室重构,从中枢到外周几乎所有的组织细胞均发现其存在。ET 受体拮抗剂治疗 CHF 是有益的。

(5)甲状旁腺素(PTH):在心衰患者中明显升高,同时与 BNP 也呈正相关,血清 PTH 在心衰早期可以出现升高,同时随着失代偿的发生、射血分数下降。血清 PTH 会升高,而此时所表现出的结果是血清 PTH 已和射血分数呈负相关。PTH、Ang Ⅱ和醛固酮之间存在交互作用。

(6)抗利尿激素(ADH):也称作精氨酸加压素(AVP)是由垂体分泌一种有重要心血管和肾脏作用的肽类激素,具有促进肾小管对水的重吸收、抗利尿和周围血管收缩的生理作用,对维持血浆渗透压起关键作用,促进肝糖原分解、血糖升高,刺激促肾上腺皮质激素释放激素(CRH)和促肾上腺皮质激素(ACTH)分泌。

释放调节:①容量调节:在正常情况下,容量感受器调节对 AVP 的释放不发挥作用,但当血容量减少 10%以上时,左心房及肺静脉内的容量感受器牵拉减少,迷走神经传入下丘脑的冲动减少,AVP 的释放增加。②压力的调节:低血压刺激颈动脉窦和主动脉窦压力感受器,使 AVP 释放增加,反之则抑制 AVP 释放。血压升高的幅度与血浆 AVP 的浓度呈负相关。此外一些药物、疼痛、恐惧、兴奋、焦虑、异常姿态、寒冷等均可刺激 AVP 的释放。

（7）肾上腺髓质素（ADM）和肾上腺紧张素（ADT）：ADM 是迄今为止发现的最强大的血管扩张剂之一，存在于肾上腺髓质内皮细胞、肾脏、心脏中，能抑制醛固酮分泌、平滑肌细胞增殖，直接作用于肾小管发生利尿作用。ADT 是肾上腺髓质素原水解后的一段多肽，可引起强烈的血管收缩。ADM 与 ADT 共同调节血容量和血压，他们之间的分泌紊乱和失衡与心衰的加重有关，并促进了心衰的发展。

释放调节：在 CHF 中，交感神经激活及血浆容量增加刺激 ADM 释放。

（8）CGRP：广泛分布于神经和心血管系统，是目前已知最强的舒血管物质，具有正性变力与变时、舒张血管、保护细胞、降低血液黏度及拮抗内皮素的作用。

释放调节：正常生理状态下，CGRP 和 ET 血浆浓度保持相对恒定，对各组织器官功能有调节保护作用。CHF 时 CGRP 含量降低，且降低的幅度与 CHF 的严重程度相关，心衰重型患者的 CGRP 含量明显升高。

（9）甲状腺激素（TH）：甲状腺激素可以直接或间接地刺激心肌蛋白的合成，增加心肌收缩力，增加心脏和血管对肾上腺素（NE）的反应性，使心肌 β 受体密度上调，降低循环中肾 NE 的浓度，降低周围血管阻力。由于组织缺氧、胃肠道黏膜瘀血、食欲下降、各种蛋白质的合成减少，导致甲状腺激素合成途径障碍，导致 T_4 更多地转化为 rT_3，使 T_3 生成减少和无活性的 rT_3 增多。因此 CHF 应用甲状腺素是有益的。

（10）睾酮（T）：可增加血管平滑肌细胞雄激素受体的基因表达，从而阻止动脉粥样硬化的发展。睾酮水平与患者心脏功能参数

（左室射血分数短轴缩短率）呈显著正相关，与男性慢性心衰患者心衰程度明显负相关，心功能Ⅱ、Ⅲ、Ⅳ级心衰患者的血清睾酮水平依次降低。睾酮替代治疗可改善男性 CHF 患者的临床症状，减少心血管事件的发生，降低死亡率。

（11）GAS：可通过其受体作用于冠脉内皮细胞，通过激活 PI3K/AKT/eNOS 途径，扩张冠脉血管，增加冠脉血流量，对冠心病等心血管疾病起到调节作用。

CHF 一旦发生，人体出现复杂的神经内分泌改变以适应、调节、改善，即代偿保护、保护过度、自身伤害。治疗 CHF 是从短期改善血流动力学进展为促进正性神经内分泌，抑制负性神经内分泌、细胞凋亡改变，遏制或逆转心肌重构。治疗上早期轻度增加 T、TH，中期促进 BNP、ANP，CGRP、ADM 释放，抑制肾素、醛固酮、ET 释放，重度时抑制肾素、醛固酮，保护心肌，抗休克。

3. 中医药治疗的机制

（1）主证：心力衰竭有两个主要症状，即水肿与气喘。正如张景岳在《景岳全书·水肿论治》中所说的"水积于下，则气壅于上，而喘胀由生"。

心衰Ⅰ级：RAAS 早期代偿阶段。乏力，AngⅡ和醛固酮水平不升高，中医辨证为肾气不足阶段，可以给予补肾阳如右归丸类。通过增加睾酮水平，诱发 SNS，利用自身的代偿功能。

心衰Ⅱ级：NPS 和 SNS 激活。一般体力劳动可引起乏力、心悸、心神不宁、呼吸困难。如果 AngⅡ和醛固酮水平不高，辨证为肾阳虚，心气虚弱，治宜补益心阳，宜桂枝汤、人参汤加黄芪。促进 GAS 分泌，影响冠状动脉血管，进一步增加心脏的收缩力，增加代偿作用。黄芪、人参的作用是间接使 BNP、CGRP、ANP、ADM 升高，正性作用后再下降，恢复至正常水平。人参有弱激素、心脏保护作用，桂枝、生姜、吴茱萸、补骨脂、鹿茸、何首乌、细辛、麻黄、干姜、五味子等，均能振奋心阳，鼓舞阳气，助心行血，有一定的强心作用。如果 Ang Ⅱ 和醛固酮水平已经升高，辨证为胸阳不振之痰饮，治宜温阳化痰，用瓜蒌薤白剂，主要调节受体水平，阻遏 RAAS、SNS 活性。

心衰Ⅲ级、Ⅳ级：RAAS 失代偿阶段。Ang Ⅱ 和醛固酮水平明显升高，中医辨证为阳虚，气不化水，水饮上凌心肺，喘促水肿，治宜温阳利水，用真武汤、葶苈大枣泻肺汤。葶苈大枣泻肺汤能降低血容量。真武汤中附片、干姜有心肌正性肌力、强心作用。正如张锡纯所言："用附子之辛温壮肾之元阳，则水有所主矣，白术之温燥，建立中土，则水有所制矣，生姜之辛散，佐附子以补阳，于补水中寓利水之道焉，而尤重在芍药之苦降，其旨甚微，盖人身阳根于阴，若徒以辛热补阳，不少佐以苦降之品，恐真阳飞越矣。"这也说明治疗上不能一味强心，会加重心衰，导致恶性心律不齐，甚至心脏骤停。

（2）兼证：冠心病、心律不齐、风湿性心脏病、病毒性心肌炎，心悸气短、脉结代等属阴血不足、阳气虚弱者，治宜炙甘草汤，重用生地黄。CHF 发生后胃肠道系统对于血流动力学的变化具有高度的敏感性，胃肠道既是心衰过程中易损伤的靶器官，又是诱发心衰进展的始动器官。涉及脾阳虚，治宜附桂理中丸，酌加枳壳、厚朴。

4. 病案记载

《医林掇英》："患者于五天前感冒咳嗽，傍晚气急浮肿。昨天下午气急浮肿加剧，咳痰，色白而稠，并无特殊气味，不能平卧。病人年轻时就有风湿性心脏病史，产后曾有心力衰竭发作，近五年来发作过四次，均用毛地黄制剂治疗而得到控制。查体：虚里搏动应手。初步诊断：心力衰竭Ⅲ级，肺部感染，风湿性心脏病，二尖瓣关闭不全，心脏扩大。中医诊断：水气病。肾阳虚衰，阳不化水，水饮泛滥，凌心射肺，气不归元，脾失健运，肺有痰热，所以既喘又肿。目前有浮阳散越，出现厥脱的危险，应该用大剂参附龙牡。别直参6g，熟附块9g，炒白术9g，川桂枝2.4g，炒白芍4.5g，煅龙骨30g，煅牡蛎30g，姜半夏12g，泽泻9g，猪苓、茯苓各9g，生姜3片。三剂后病情逐渐平稳，逐渐调治，转危为安。"

第四章
胃肠内分泌激素与呼吸系统疾病

1. 肺和三焦、脏腑的生理关系

肺、心在三焦学说中属上焦。三焦气化过程主要体现在上焦如雾、中焦如沤和下焦如渎。上焦如雾体现为心肺功能，即水谷精微经脾气升达至上焦后，通过肺主宣发作用，将水谷精微输布全身，再由肺之肃降作用，将自然之清气与水谷之精微相合化生，产生宗气，宗气又能推动肺之呼吸及心血运行，周而复始，循环往复。中焦如沤体现为脾胃功能，水谷经胃之受纳、脾之运化后，其中的精微经脾气散精转输至上焦，而糟粕则随胃气降浊作用降至下焦，营卫气血为中焦水谷精微所化生，周流不息。下焦如渎主要体现为肾与膀胱功能，至下焦的糟粕经过小肠的分清泌浊和大肠主津作用，分别经前后二阴排出体内，同时肾又主气化，司膀胱开合，膀胱开合有度，则浊液得以顺利排出。

如果说《内经》描述更多的是症状和早期解剖的大致对应关系，六经辨证描述更多的是系统疾病、各系统之间、下丘脑-垂体-靶腺轴之间的关系，三焦学说更接近现代的实质器官之间的联系，包括肺部感染，哮喘导致心衰、肾衰，胰腺炎导致急性肺损伤、肾衰，肝硬化，肝肾综合征，肝功能衰竭导致肝性脑病等，感染性疾病导致的电解质紊乱、抗利尿激素不适当分泌综合征（SIAD）、营养不良等，急性传染病导致的脑病、肾衰、出血等。中医将其描述为三焦气机不利，诸气运行失常，不能行津液，水液代谢失常，上波及心、肺所属的上焦，下可以波及肝肾所属的下焦，或邪热久稽，耗损肾阴，导致虚风内动，邪陷心包，即发生脑病、精神障碍、循环衰竭。

中焦湿热，上焦、中焦不畅，会导致如急性胰腺炎、急性肺损伤、腹胀腹痛气促憋闷等。这是因为邪实，肺气不降，吴鞠通在《温病条辨》中使用大黄、芒硝泻大肠热，佐生地黄、赤芍、麦冬、石膏、杏仁宣肺气之痹，方以苦通为主，甘寒为辅，滋阴不碍邪，苦寒清热不伤阴，虽无淡渗之品，仍有利小便之功，意在"甘得苦则不呆滞，苦得甘则不刚燥"。这和现代医学治疗急性胰腺炎，抗感染同时维护电解质平衡的原则相符。使用邪热通腑时，不宜加用淡渗利湿药物，容易伤及阴液。药理学证实呋塞米会损伤胰岛 B 细胞功能，使原有的糖尿病、胰腺炎加重，应用托拉塞米后会有口干、鼻腔黏膜干燥。这体现了中西医的异曲同工之处。

中焦湿热，三焦不畅，会导致如肠梗阻、肺心病，腹胀、喘满、尿少。这是因为邪实正虚，吴鞠通使用新加黄龙汤，滋阴清热降气。

上焦不畅，三焦不畅，会导致如慢阻肺（COPD）、哮喘加重、排尿困难。肺部气化功能失常，必致气机郁滞水道，下焦阻遏，不通而出现排尿障碍和少尿症状。叶天士治上焦湿，重视宣肺化湿，则上下宣通。正如叶氏所云"启上闸，开支河，导水势下行之理"。可采用"提壶揭盖，欲降先升"的方法治疗尿潴留，衍生出治疗便秘、肠梗阻、闭经等。上焦有热，常用药物有麻黄、紫苏叶、防风、桔梗、杏仁、前胡、木香、紫菀等，大多医家用苏叶、杏仁、桔梗之类开提肺气，升清阳而降浊阴。

2. 慢阻肺（COPD）、哮喘、肺气肿胃肠内分泌激素紊乱的性质和特点

肺与肠道都是内分泌器官，均可合成 VIP、CGRP、SP 等表面活性物质，调节肺肠的功能活动。VIP 除分布在胃肠黏膜外，还分布在气管、支气管平滑肌，肺组织黏膜下腺以及血管壁内，可以抑制胃泌素分泌胃酸，促进胰腺分泌碳酸氢盐和水分，对神经纤维具有强大的抗炎作用，可以使气道平滑肌舒张，甚至通气过度，扩张血管，具有调节黏液分泌的功能，是已知最强的内源性支气管舒张剂之一。CGRP 是由甲状腺 C 细胞分泌，在胃肠道的 CGRP 大部分存在于肠内神经节细胞和支配胃肠道的神经纤维中，可以抑制胃酸的分泌。CGRP 同时与 SP 共存于感觉神经，主要分布在气管、支气管、血管平滑肌、神经节内以及气管神经内分泌细胞，可强而持久的收缩支气管，也是强大的内源性扩血管肽。

（1）COPD 初期缺氧导致 T_3 下降，随着缺氧程度的加重，甲状腺功能减退更加明显，主要表现为 TT_3、TT_4 降低，尤其是 TT_3 降低。缺氧状态下甲状腺激素的变化是机体的一种保护性反应机制，使机体处于较低的代谢水平，能够减少机体代谢消耗。急性期肾素-血管紧张素-醛固酮系统（RAAS）兴奋，ALD 上升，是机体的一种保护性反应全身血管收缩，使代谢减少，同时激素升高抑制炎症，随疾病发展，下丘脑-垂体-肾上腺轴（HPA 轴）负反馈，皮质醇合成释放下降。

COPD 患者及吸烟者，有害物质或炎症因子损害气管、支气管肺泡上皮细胞、血管内皮细胞，在病理条件下 ET-1 分泌增多，而血管舒张因子 CGRP、前列腺素、NO 合成不足，出现了血管收缩、舒张因子之间的平衡失调，最终导致肺血管收缩重建和肺动脉高压、

肺心病。

支气管哮喘是气道变应性炎症疾病，其发生、发展和预后与神经内分泌免疫密切相关。哮喘发病时，神经内分泌免疫系统发挥了重要作用，因此调节神经内分泌紊乱是纠正哮喘变应性炎症的重要环节。支气管哮喘的激素水平同COPD，初发期糖皮质激素分泌增多，但哮喘反复发作的患者HPA轴功能低下，对应激反应能力下降，而皮质激素分泌功能低下使哮喘发作严重程度增加，患者更加依赖外源性糖皮质激素，反复发作形成恶性循环。

（2）肺气肿和慢阻肺导致腹胀：由于COPD和肺心病患者随着损伤脏器数量的增加及气道阻塞加重，缺氧及二氧化碳潴留越严重，导致本病患者血MOT释放减少，此时迷走神经兴奋性降低引起GAS释放降低，MOT、GAS的下降导致腹胀、便秘、厌食等消化道症状。

但是严重的低氧血症和高碳酸血症可使迷走神经兴奋性异常增高，促使G细胞大量分泌胃泌素，产生高GAS症。同时，促使VIP、SS及NEP异常增加。即严重的缺氧会导致胃黏膜糜烂、胃出血。

（3）腹腔感染导致急性肺损伤：肠道作为最大的内分泌器官，也贮存大量细菌和内毒素，一旦感染，突破肠黏膜屏障，通过淋巴循环、腹内压升高静脉回流，导致肺部炎性因子的瀑布效应，出现肺损伤表现，即肺与大肠相表里的病理机制。

3. 中医药治疗的机制

（1）HPA轴兴奋期：通宣理肺，宜麻黄汤、麻杏石甘汤、九宝汤、厚朴麻黄汤、射干麻黄汤、越婢汤、小青龙汤、定喘汤等，主要是以麻黄、石膏配伍为主，酌加半夏、厚朴。

（2）HPA轴疲乏期：补益肺气，滋润肺阴，宜苏子降气汤、清燥救肺汤、生脉饮、固本定喘汤等。

病位在肺，无论正虚与邪实，最终皆因累及于肺而发病，故理肺法之运用必不可少。在维持激素或撤减激素的治疗过程中，可据患者各自不同的表现，进一步辨证用药，大致可分为清宣（如金银花、连翘、桔梗）、温宣（如麻黄、杏仁、荆芥）、清降（如黄芩、枇杷叶、桑皮）、温降（如旋覆花、紫苏子、白前）、益肺气（如黄芪、党参）、滋肺阴（如南沙参、麦冬）、敛肺（如五味子、乌梅）等。若兼腹胀便秘，宜大承气汤荡涤脏腑，推陈出新，调节胃肠动力，减轻肠道黏膜反应，抑制肠道内毒素，改善微循环，避免或减轻急性肺损伤。

4. 古籍记载

（1）泻肺平喘法：《名医类案·卷三·喘》："罗谦甫治一贵妇，年逾五十，身体肥盛……腹胀喘满，声闻舍外（其症重极），不得安卧，大小便涩滞（气壅于上），气口脉大两倍于人迎，关脉沉缓而有力（湿甚）……故为喘满，邪气盛则实，实者宜下之。为制平气散，加白牵牛二两，半生半熟，青皮三钱，槟榔三钱，陈皮五钱，大黄七钱（利大便而小便亦通）……喘愈，仍有胸膈不利，烦热口干，时时咳嗽，再与加减泻白散，以桑白皮一两、地骨皮、知母、陈皮、青皮、桔梗各五钱，黄芩、炙甘草各三钱，剉如麻豆大，每服五钱，水煎服，数剂良愈……言有余者，非言肺气有余也，言肺中之火有余也，故泻肺以苦寒之剂，非泻肺也，泻肺中之火，实补肺也，用者不可不知。"

（2）通宣理肺法：《医学衷中参西录·治伤寒方》："一叟，年近七旬。素有劳嗽，初冬宿病发动，又兼受外感，痰涎壅滞胸间，几不能息。剧时昏不知人，身躯后挺。诊其脉，浮数无力。为制加味越婢加半夏汤，一剂气息通顺，将麻黄、石膏减半，又服数剂而愈。"

（3）通利二便治喘：《名医类案·卷九·秘结》："经曰：浊气在上则生膜胀。故痞满而呕清水，宜分利阴阳（不得专执升清之说），渗湿利水（因喘而痞宜利小便），进四苓散加陈皮、半夏、竹茹，一剂而大小便通利，呕水亦止，是夜伏枕安卧。"

（4）通腑平喘法：《名医类案·卷九·秘结》："一妇，年七十三，痰喘内热，大便不通两月，不寐。脉洪大，重按微细，此属肝肺肾亏损。朝用六味丸，夕用逍遥散，各三十余剂，计所进饮食百余碗，腹始痞闷，乃以猪胆汁导而通之，用十全大补调理而安，若间前药，饮食不进，诸症复作。"

（5）涌吐法治疗尿潴留：《古今医案按》："朱丹溪治一人，小便不通……脉右寸颇弦滑，此积痰在肺。肺为上焦，膀胱为下焦，上焦闭则下焦塞，如滴水之器，必上窍通而后下窍之水出焉。以药大吐之，病如失。"

第五章
胃肠内分泌激素与精神疾病

1. 概念

精神疾病大致包括神经衰弱、癔症、抑郁、焦虑、双相情感障碍、精神分裂症。人与环境交互过程中，人对环境的变化会产生情绪反应，并影响自身行为。长期有紧张、焦虑、愤怒、抑郁、抵触情绪，会导致功能性胃肠病发生，影响本能的摄食功能。过度活跃的多巴胺信号传导可能引起 HPA 轴紧张，进而导致兴奋、躁狂、精神分裂症。有学者认为大脑皮层对下丘脑抑制的解除是情绪产生的机制。一只愤怒的猫，其胃和盲肠的运动会立即停止。古诗云："衣带渐宽终不悔，为伊消得人憔悴。"如果放弃大脑中枢的抑制作用，比如打坐、练气功、入静，包括进行针灸、理疗。在就医的过程中，从主观上摒弃交感神经的作用，而使副交感神经和迷走神经起作用，对于调整自身状态、治愈疾病是很有意义的。躯体（胃肠）疾病可导致情绪和精神异常，反之，情绪和精神异常可导致躯体（胃肠）疾病。因此可调整躯体不适或胃肠内分泌紊乱，通过反馈或负反馈至中枢来改善症状。

2. 胃肠内分泌激素紊乱的性质和特点

（1）CCK：是胃肠神经内分泌系统的重要激素，是一种能引起胆囊收缩的胃肠道多肽激素，广泛分布于中枢及外周神经系统，并以神经递质或调质的形式发挥重要作用。CKK 对消化功能起着重要的作用，CCK 通过其受体而发挥生理作用。CCK-A 受体可介导胰酶分泌，胰岛素、胰多肽及胰碳酸氢盐的释出以及胆囊收缩，并可增强幽门括约肌紧张度从而延缓胃排空，中枢的 CCK-A 受体还可调节饱感。中枢 CCK-B 受体还与焦虑、恐慌等精神行为调节有关，CCK 抑制多巴胺的释放，CCK 或 CCK-B 受体减少会导致多巴胺（DA）系统"过度活动"，肽与胺的不平衡状态也与精神分裂症有关。CCK 作为一种辅递质与帕金森综合征、亨廷顿舞蹈症及精神分裂症等疾病的发生有关。CCK 以及 CCK-B 受体拮抗剂在治疗失眠、酒精中毒、痛觉异常、焦虑症等方面也具有广泛的应用前景。

（2）GLP-1：对外周和大脑有影响，可以抑制摄食。精神分裂症和超重患者的脑变化具有关联性，目前治疗抗精神病的药物会导致体重增加。这提示 GLP-1 类似物治疗抗精神病的药物导致的体重增加的精神分裂症患者的潜在作用。

（3）多巴胺（DA）/γ-氨基丁酸、去甲肾上腺素（NE）等：作为神经系统中有兴奋和抑制作用的递质，在抑郁症发生发展中至关重要，其代谢失常、在中枢内比例失衡是抑郁症发病机制的首要机制。很多治疗精神疾病的药物是针对上述神经递质的影响来治疗。

（4）5-HT：主要参与肠道内分泌和肠蠕动的调节以及疼痛的感知，对情绪与认知的调控也起到很重要的作用，血液中该激素水平下降会让人感觉情绪低落。目前，治疗抑郁症的一线化学药物氟西汀、地昔帕明为 5-HT 和 NE 再摄取抑制剂，已被广泛应用于抑制症、慢性疼痛和肠易激综合征、中风后遗症、慢性前列腺炎伴抑郁状态的治疗中。

（5）阿片肽：内源性阿片肽对 HPA 轴起紧张性抑制作用，对 ACTH、ADH 释放有促进作用。其欣快和镇静的作用可用来治疗应激相关的情绪障碍疾病，如焦虑、创伤后应激障碍及抑郁症。

（6）催产素（OT）：催产素参与机体多种功能的调控，例如社会认知、信任建立、镇痛作用、抗炎症反应、应激调节、分娩和哺乳等，可以帮助社交场合因羞涩而受人冷落的人克服社交羞涩感和自闭症。但是催产素喷鼻对本来就很自信的人不起作用。当心情开朗或有强烈归属感时，心脏会分泌 OT，压力也得到舒缓。同时，体内组织的供氧量大量增加。OT 能通过多种中枢和外周机制发挥镇痛作用。OT 可通过调节内源性阿片系统抑制疼痛和抗伤害。在脊髓水平，OT 通过激活抑制性 GABA 能中间神经元，阻断 Aδ 和 C 纤维痛觉传入。OT 除在情绪调节、分娩中起到重要作用，同时可以缓解如关节痛、背痛、头痛、胸痛、腿痛或腹痛。OT 具有调节过度亢进的 HPA 轴活性而产生抗焦虑的作用。

（7）精氨酸加压素（AVP）：过度表达和过度释放则会导致高焦虑和抑郁行为。AVP 可刺激 ACTH 的分泌、促进 CORT 的释放、激活 HPA 轴产生焦虑。

OT 和 AVP 在社会行为、焦虑情绪和认知功能等方面有相对立的作用，这两种姐妹肽也被称作"激动-拮抗"或"阴-阳"神经肽。

（8）NPY：参与机体应激情绪反应调节，应激性焦虑行为发生时，机体自身保护机制启动，NPY mRNA 表达增加，抑制过度兴奋的交感神经，减少儿茶酚胺释放，从而缓解焦虑情绪。

3. 中医药治疗的机制

精神类疾病中医辨证属肝、胆，涉及痰。临床上所见病位在肝的患者，往往表现为腹胀、腹痛、纳呆、便溏、乏力、精神倦怠、胁下胀痛或刺痛、口苦等肝病症状。《金匮要略·脏腑经络先后病脉证第一》曰："见肝之病，知肝传脾，当先实脾。"又云："实脾则肝自愈，此治肝补脾之要妙也。"方隅在《医林绳墨》中提出："人以脾胃为主，而治疗以健脾为先。"故在肝病治疗中，古今医家均非常重视固护脾胃之气。肝病"实脾"是治疗肝病的一个重要治则，可以理解为胃肠道疾病伴有抑郁状态，疏肝健脾，通过调整胃肠激素，改善躯体症状来改善情绪。

（1）小柴胡汤、柴胡疏肝散、逍遥散出自《伤寒论》《医学统旨》《太平惠民和剂局方》。这些方剂能治疗胃肠神经官能症，促进CCK、NPY释放，促进CCK和CCK-B受体的结合以缓解抑郁情绪，即功能性胃肠疾病伴情绪障碍。通过体内筛选实验发现，丹栀逍遥散可明显抑制大鼠脑突触体再摄取单胺类神经递质。

（2）半夏厚朴汤源自《金匮要略》，是主治咽喉部有异物感的专方，症状还伴有情志不畅、痰气互结，可治疗癔症、胃神经官能症。

以上两方治疗以胃肠疾病为主的抑郁、情绪不良，降低应激状态和内脏的过度敏感对下丘脑-垂体-甲状腺（肾上腺）轴的影响。

（3）百合地黄汤、百合知母汤出自《金匮要略》，具有养阴清热、补益心肺的功效，治疗症见神志恍惚，意欲饮食，复不能食，时而欲食，时而恶食，或如寒无寒，如热无热，口苦，小便赤，舌红少苔，脉微细。现在常用于神经官能症、癔症、自主神经功能紊乱、更年期综合征、肺结核等，还可用于治疗情绪障碍、抑郁症属心肺阴虚内热者。慢性应激，包括事业、家庭、情感不顺，性格与社会不相容等，引起的HPA轴过度激活，是抑郁症的发病危险因素之一。阴虚内热证符合慢性应激引起的 HPA 轴过度激活状态。研究显示百合可以增加海马组织中 5-HT、NE 的含量，有抗焦虑作用。

（4）温胆汤出自《备急千金要方》，具有理气化痰、和胃利胆的功效，当出现胆怯易惊、头眩心悸、心烦不眠、夜多异梦、呕恶、呃逆、眩晕、癫痫、苔白腻、脉弦滑等中医症状和脉象时，可以考虑应用温胆汤。胆南星、竹茹、石菖蒲具有不同程度的镇静、抗惊厥、抗炎祛痰等作用，临床上主要是用于治疗神经官能症、慢性胃炎、消化性溃疡、慢性支气管炎、梅尼埃病、更年期综合征以及癫痫等。有研究显示祛痰药加理气药对中枢多巴胺数量和受体亲和力的影响要优于祛痰药加健脾药。

（5）朱砂安神丸出自《内外伤辨惑论》，主治失眠多梦、惊悸怔忡、心烦神乱等。研究显示朱砂抗焦虑作用与降低 5-HT 含量密切相关。

（6）栀子豉汤出自《伤寒论》，症见热扰与热郁、饥不欲食，或有反酸烧心、卧不安。用于治疗有胃肠症状的神经官能症伴失眠与烦躁，此时尚无明显精神科症状。

（7）柴胡加龙骨牡蛎汤出自《伤寒论》："伤寒八九日，下之，胸满烦惊，小便不利，谵语，一身尽重，不可转侧者。"主治伤寒往来寒热，胸胁苦满，烦躁惊狂不安，时有谵语，身重难以转侧，现用于癫痫、神经官能症、梅尼埃病以及高血压等以胸满烦惊为主症者，还用于治疗以精神障碍为主，有语言思维障碍神经肌肉病变。

（8）礞石滚痰丸引于《泰定养生主论》，组方为大黄、黄芩、沉香、礞石。"痰之为病，精神恍惚……或嗳气吞酸……心烦鼻塞。咽嗌不利，咯之不出，咽之不下……或因举动而吐，其痰如墨，又如破絮，或如桃胶，或如蚬肉；或心下如停冰铁，闭滞妨闷，嗳噎连声，状如膈气；或寝梦刑戮，刀兵剑戟，或梦入人家，四壁围绕，暂得一窦，百计得出，则不知何所；或梦在烧人，地上四面烟火，枯骨焦气扑鼻，无路可出；或不因触发，忿怒悲啼，下泪而寐；或时郊行，忽见天边两月交辉，或见金光数道，回头无有；或足膝酸软，或骨节腰肾疼痛，呼吸难任；或四肢肌骨间痛如击戳，乍起乍止，并无常所；或不时手臂麻疼，状如风湿，或卧如芒刺不安，或如毛虫所螫，或四肢不举，或手足重滞；或眼如姜螫，胶粘痒涩，开合甚难；或阴晴交变之时，胸痞气结，闭而不发，则齿痒咽痛，口糜舌烂，及其奋然而发，则喷嚏连声，初则涕唾稠黏，次则清水如注；或眼前黑暗，脑后风声，耳内蝉鸣，眼睑肉跳……病势之来，则胸腹间如有二气交纽，噎塞烦郁，有如烟上冲头面烘热，眼花耳鸣，痰涎涕泪，并从肺胃间涌起，凛然毛竖，喷嚏千百，然后遍身烦躁，则去衣冻体，稍止片时，或春、秋乍凉之时，多加衣衾，亦得暂缓，或顿饮冰水而定，或痛饮一醉而宁，终不能逐去病根"。礞石滚痰丸可用于治疗精神分裂症、双相情感障碍躁狂发作时。

（9）罂粟是阿片受体兴奋剂，能使对紧张、恐惧、退缩等普通应有的反应迟钝、消失，由于其欣快的毒性作用，已被禁用，临床多用于止泻、止咳、止痛，而不用于治疗精神疾病。朱震亨指出："今人虚劳咳嗽，多用粟壳止咳；湿热泄痢者，用之止涩。其止病之功虽急，杀人如剑，宜深戒之。"

4. 古籍和病案记载

（1）《名医类案·卷八·颠狂心疾》："王中阳治一妇，疑其夫有外好，因病失心，狂惑昼夜言语相续不绝，举家围绕，捉拿不定，王投滚痰丸八十丸，即便佯睡，是夜不语，次夜再进一服，前后两次逐下恶物，患人觉知羞赧，遂饮食起居如常，五七日能针指，终是意不快。王虑其复作，阴令一人于其前，对旁人曰：可怜某妇人中暑暴死，患者忻然问曰：汝何以知之？说者曰：我适见其夫备后事也。患者有喜色，由是遂痊，王再询其家人曰：患者月水通否？其姑曰：近来月余不进饮食，瘦损赢劣，想不月也。如血稍鲜时，即来取药，既而报曰：血间鲜矣，即令服婚合门中滋血汤止之，再服增损四物汤，半月全安，更不举发。"

（2）《名医类案·卷八·怔忡》："滑伯仁治一人，恙怔忡，善恐，口淡舌燥，多汗，四肢疲软，发热，小便白而浊。众医以内伤不足，拟进茸、附等药，未决。脉之，虚大而数，曰：是由思虑过度……百端之起，皆由心生……其人平生志大心高，所谋不遂，抑郁积久，致内伤也，服补中益气汤、朱砂安神丸，空心进小坎离丸，月余而安。"

（3）《王氏医案绎注》："杨某方作事，不知背后有人潜立，回顾失惊，遂不言不食，不寐不便，别无他苦。孟英按脉沉弦，以石菖蒲、远志、琥珀、胆星、旋贝、竹黄、杏仁、省头草、羚羊角为剂，化服苏合香丸，二剂大解行而啜粥，夜得寐而能言，复予调气宁神蠲饮药，数日霍然……大凡因惊得病，非阴分不足，即素夹痰浊。"

（4）《刘渡舟医案》："某男，神情漠然或多言不止，心烦不眠……诊断狂躁型精神分裂症。黄连温胆汤加大黄、郁金、菖蒲，送服紫雪丹，连服四剂，神志转清，言答正常。续加减调制而愈。"

第六章
胃肠内分泌激素与糖尿病

1. 糖尿病胃肠激素紊乱的性质和特点

（1）GLP-1：主要来源于远端回肠 L 细胞，可刺激胰岛细胞增殖分化，产生胰岛素。超生理剂量的 GLP-1 能够使胰岛 B 细胞反应性增强，抑制胰高血糖素，抑制胃排空，改善肝脏胰岛素抵抗，抑制肝细胞凋亡，可改善 2 型糖尿病患者的冠状动脉内皮功能。其具有心脏保护作用，可减轻缺血-再灌注损伤，挽救濒死心肌，缩小梗死面积，改善左心室功能。它还能改善体脂分布情况和减轻体重。同样由肠道 L 细胞分泌的 GLP-2 可改善肠道血供，促进肠道黏膜的生长、再生和修复，从而保护肠黏膜屏障。GLP-1 分泌不足见于糖尿病、肥胖和多囊卵巢综合征患者，是治疗中起主要作用的胃肠激素。

现在应用 GLP-1 受体激动剂治疗如下疾病：糖尿病、肥胖、多囊卵巢综合征、冠心病，还应用于精神疾病伴肥胖、阿尔茨海默病，在哮喘的治疗中可以缓解气道的炎症反应和黏液分泌增多。

（2）PYY：作用于下丘脑，抑制食欲，抑制 GAS 分泌，有调节血糖稳态的作用。

（3）胰岛素样生长因子（IGF-1）：在糖尿病早期血浆 IGF-1 并不升高，起到降糖、降血脂的作用，糖尿病肾病期 IGF-1/IGF-1R

信号通路在发病机制中起重要作用，可刺激肾系膜细胞的增殖、增厚，促进糖尿病肾病的发展。

（4）饥饿素（ghrelin）：由胃壁上的 K 细胞分泌入血，是已知的唯一可以提高食欲促进摄食的激素，人类 ghrelin 分泌呈现明显的餐前高潮、餐后抑制的特征，循环中 ghrelin 水平也会因体重减轻和节食而升高。同时 ghrelin 也能促进激活脑内多巴胺，引起满足，获得美食的快感，进一步导致多食、肥胖。

（5）瘦蛋白（Leptin）：脂肪细胞分泌的激素，通过血液循环至下丘脑减少 NPY 的释放，减少摄食欲望，与 CCK-A 受体协同作用，减少对食物的摄取，防止肥胖和营养过剩。瘦蛋白在外周通过调控胰高血糖素水平，抑制糖异生，降低血浆葡萄糖浓度，可缓解糖尿病的发生与发展。瘦蛋白可以促 IL-1、IL-6、TNF-α 炎性因子，是慢性炎症发生的机制之一。肥胖可出现瘦蛋白受体减少、敏感性下降、抵抗。

（6）脂联蛋白（APN）：是脂肪细胞分泌的激素，能促进血糖吸收，降低血糖和血脂水平，增加胰岛素的敏感性和改善胰岛素抵抗，增强脂肪酸氧化，抑制脂肪和蛋白质合成，有明显的对抗胰岛素的作用，抑制炎症和氧化应激。

临床研究 a：糖尿病患者餐前基础的 CCK、SS、胰多肽（PP）大致正常，无自主神经病变的糖尿病患者餐后 PP 无下降，有自主神经病变者餐后 CCK 反应增强，PP 明显下降。

临床研究 b：糖尿病患者 GAS 基础值和峰值明显升高，MOT 升高，SS 下降，但不伴有 MMC Ⅲ 期，考虑迷走神经受损，其 MOT 升高是代偿的。

临床研究 c：健康老年人每日饮牛奶会使 IGF-1 升高，有利于骨骼生长重建、改善骨质疏松。

实验研究 d：瘦蛋白可以增加肥胖小鼠的能量消耗，增强脂肪酸氧化，抑制食欲和甘油三酯的合成，同时抵抗胰岛素的促脂肪合成作用，进而使小鼠的体质量降低。

2. 胃减容、转流术治疗 2 型糖尿病、肥胖与改变胃肠激素的相关机制

食物通过十二指肠及近端空肠时，或糖尿病患者的高血糖状态能刺激 K 细胞大量分泌 GIP，进而促进胰岛素大量分泌，导致胰岛素敏感性降低，产生胰岛素抵抗，进一步加重高血糖状态，同时胰高血糖素的分泌也导致血糖升高。胃减容、转流术后，食物不再通过胃，减少 GIP 分泌，降低胰岛素抵抗的发生，也减少 ghrelin 分泌，降低食欲，减少摄食；食物不再通过十二指肠及近端空肠，而是过早通过回肠末端 L 细胞释放 GLP-1，其可降低胰高血糖素水平提高胰岛素敏感性，从而起到降糖作用。这也与切除胃底后 GAS 下降有关，GAS 可导致胰岛素抵抗。

3. 中医药治疗的机制

中医将糖尿病叫做消渴病，根据上消、中消、下消，按照阴虚内热、脾虚痰阻、肾阴（阳）虚来辨证施治。治疗糖尿病的观察效果包括降低血糖、调节血脂、改善血压、改善血流变学、降低炎性因子、调节细胞因子、抑制氧化应激、降低尿蛋白、改善肾功能等方面。治疗上通过不同的胃肠神经内分泌途径起作用。健脾化痰主要是降低血糖，调节血脂，改善血压；滋阴清热主要是降低炎性因子，调节细胞因子，抑制氧化应激；补肾主要是降低尿蛋白，改善肾功能。糖尿病肾病期配合活血化瘀方法对激肽、血管内皮因子、

促纤维生成因子、肾脏的局部血液循环和肾小球滤过率有正性调节作用。

（1）健脾法：即"塞因塞用"法，是取其升高 GLP-1 水平，改善胰岛素抵抗。上消、中消症见口渴多饮、多食、便溏，或食少、痞满、精神不振、四肢乏力、舌淡苔白而干、脉弱，辨证脾气虚弱，予健脾益气、生津止渴功效的七味白术散。方药组成：人参、白术、茯苓各 10g，葛根 15g，木香、炙甘草、藿香各 6g，可酌情配加黄芪。

（2）化痰法：①改善瘦蛋白和脂联蛋白与受体结合，抑制食欲，增加胰岛素敏感性。②大肠内的细菌在厌氧条件下会将未消化的碳水化合物发酵成短链脂肪酸（SCFAs），SCFAs 是细胞代谢中的一个主要的能量来源，短链脂肪酸信号在肠道的受体有游离脂肪酸受体-2（FFAR2）和游离脂肪酸受体-3（FFAR3），这些受体参与的控制食欲的激素包括 PYY 和 GLP-1 等，而 FFAR3 同时还存在于大脑中。化痰法旨在改善游离脂肪酸和受体结合后进一步促进胃肠激素 PYY 和 GLP-1 的分泌，从而控制血糖。伴有肥胖、高脂血症或多囊卵巢综合征的患者可以在健脾基础上加用二陈汤化痰治疗。

（3）滋阴清热法：可通过抗炎作用改善肠道菌群，使清除糖尿病、肥胖慢性炎反应的 IL-1、IL-6、TNF-α 增多。研究显示黄连组方可以改善肠道菌群，也可以升高 GLP-1。黄连味苦，性寒，具有燥湿清热、泻火解毒、坚阴之效，历来是治疗消渴疾病的要药。

上消、中消症见"三多一少"，即多饮、多食、多尿、消瘦，伴上腹胀、早饱、恶心、呕吐，同时伴胃中嘈杂、大便秘结，按照胃热炽盛的病机，予以养阴清热为主的二冬汤，方药组成：天冬、麦冬、天花粉、知母、黄芩、人参、荷叶、甘草。热象明显用玉女煎治疗，方药组成：石膏、熟地黄、麦冬、牛膝、知母、黄连、栀子。

（4）阴阳两虚证涉及肾，即糖尿病肾病阶段。临床需要根据不同情况补肾阳、肾阴、肾精，主要是用地黄丸类方剂进行加减。研究发现地黄丸能够降低糖尿病小鼠 IGF-1 mRNA 水平和 IGF-1R 的表达，主要是熟地黄的主要成分梓醇起作用。有研究发现熟地黄、山茱萸、山药、黄芪有改善糖尿病小鼠肾足细胞损伤和减少蛋白尿的作用。

4. 古籍记载

《名医类案·卷二·消渴》："李东垣治顺德安抚张耘夫，年四十余，病消渴，舌上赤裂，饮水无度，小便数多，李曰：消渴为病，燥热之气胜也，《内经》云：热淫所胜，佐以甘苦，以甘泻之，热则伤气，气伤则无润，折热补气，非甘寒之剂不能。故以人参、石膏各二钱半，甘草生炙各一钱，甘寒为君。启元子云：滋水之源，以镇阳光。故以黄连三分，酒黄柏、知母、山栀各二钱，苦寒泻热补水为臣。以当归、麦冬、白葵、兰香各五分，连翘、杏仁、白芷各一钱，全蝎一个，甘辛寒，和血润燥为佐。以升麻二钱，柴胡三分，藿香二分，反佐以取之，桔梗三钱为舟楫，使浮而不下也。名之曰生津甘露饮子，为末，汤浸蒸饼和成剂，捻作饼子，晒半日，杵筛如米大，食后每服二钱，抄在掌内，以舌舐之，随津咽下，或白汤少许送下亦可，此治制之缓也，治之旬日，良愈。古人消渴，多传疮疡，以成不治之疾，此既效，亦不传疮疡，以寿考终。后以此方治消渴诸症，皆验。"

【结语】

研究脑-肠轴具体作用机理、疾病发生机制，可以通过现代的检测手段，还可以通过制作动物模型。但如此复杂的工作，难以在短时间内完全阐明。本篇姑且从脑肠肽角度，探寻古中医药的可能作用机制。中枢和外周虽然有很多相同的脑肠肽（胃肠激素），但由于其存在的部位不同而产生不同的作用，有的作用一致，有的相反，比如 SS 在胃肠分泌为抑制胃肠蠕动，在中枢浓度升高是刺激胃肠蠕动；同一物质在不同部位，由于释放条件、受体机制不同产生不同的作用，比如组胺。一种肽可以影响多种生理活动，而某一生理活动可受多种神经肽调节。肠肽（胃肠激素）的改变，必然影响脑部相应胃肠激素改变。很多胃肠激素既能起到激素作用，又是神经递质，包括 SP、组胺、5-HT、CCK、VIP、CGRP、促甲状腺激素释放激素（TRH）、内啡肽等，在内脏感觉、运动的神经传递中起重要作用。比如 TRH 在下丘脑的作用是刺激垂体促甲状腺激素释放，同时也是中枢兴奋迷走运动神经元的神经递质，能促进胃酸分泌和胃蠕动加快。另外，各种胃肠激素和其受体存在于全身各处，比如 CGRP 受体分布于消化道黏膜细胞、血管内皮细胞、血管平滑肌细胞及骨组织，所以中药通过消化道刺激 CGRP 分泌，不仅影响消化道功能，同时还影响血管修复、收缩与舒张、骨的生成、重建等功能；又如 NPY 和其受体不仅存在于消化道，还存在于中枢、脂肪组织、血管、呼吸道、肾脏、心脏、外周骨组织和生殖器官，NPY 释放后主要通过与靶器官上不同受体特异性结合而发挥不同的生物学作用，所以中药通过消化道刺激 NPY 分泌对全身多器官发挥相应作用。

中药作用于胃肠激素，传输到中枢系统，信号传导是否存在脑肠肽的量子学效应，通过中枢系统整合后，传导到靶器官发生作用。因此，要想将这种作用正确传导到靶器官，就要求我们运用好中药归经属性来引导。比如最常应用的补脾益肾药物的正性作用，如果调脾胃运化，要给予厚朴、枳壳、荜茇等归胃肠经的药物，如果要改善贫血，要给予当归、大枣等走脾经药物，如果健脑给予远志、石菖蒲、益智仁等归心、肾经的药物，如果补肾给予杜仲、桑寄生、骨碎补等归肾经的药物。

人体存在自身双向调节、控制的机制以应对进化、应激。比如消化系统，人在进食的时候会分泌各种促进消化的激素如 GAS、MOT，同时也会分泌如 SS 的抑制性激素，可抑制胃酸分泌过多、胃肠过度蠕动；心血管系统存在 RAAS、NPS，以 Ang II、BNP 为代表；精神系统存在 OT、AVP，调节交感神经有 NE、NPY，调节生长发育存在 T、E_2，其他如调节血糖（RI、GLU）、电解质（ADH、ALD）、血管收缩扩张、维护胃黏膜稳态（CGRP、ET）等的激素都是以正反两方面的刺激存在。这一切都是为机体生长、繁衍、运动、进化取得平衡，如果平衡被打破，就会出现激素紊乱，从而出现各种症状。我们要做的是尽量明确激素紊乱水平是处于有益的代偿阶段，还是机体过度反应后呈现出的对机体有害的表现。在疾病的治疗中，中医药治疗的机制就是增加良性正性分泌，或抑制负性分泌来改善症状。

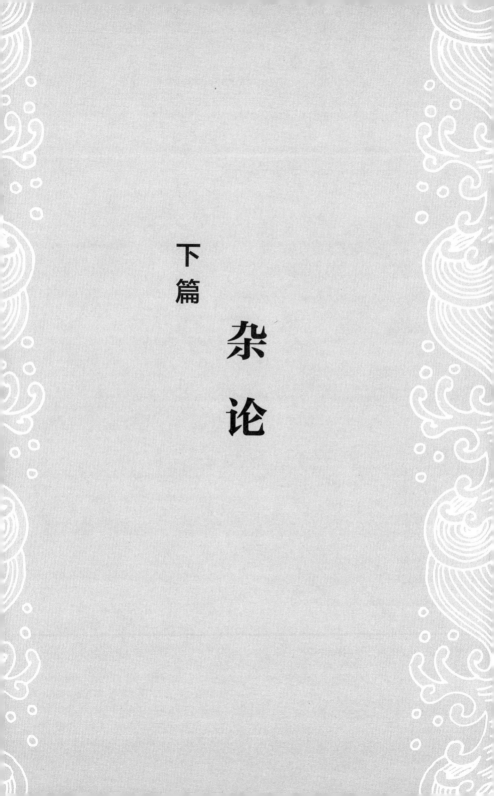

下篇

杂论

第一章
伤寒六经

以中药调节胃肠激素、下丘脑–垂体–靶器官轴水平的治疗方法，从《伤寒论》六经辨证中可见端倪。

【六经病提纲】

太阳之为病，脉浮、头项强痛而恶寒。

阳明之为病，胃家实是也。

少阳之为病，口苦、咽干、目眩也。

太阴之为病，腹满而吐，食不下，自利益甚，时腹自痛。若下之，必胸下结硬。

少阴之为病，脉微细，但欲寐也。

厥阴之为病，消渴，气上撞心，心中疼热，饥而不欲食，食则吐蛔，下之利不止。

1. 辨太阳病脉证并治

该篇以麻黄汤为主，围绕麻黄展开，发汗解表，辛温散寒，主要用于治疗呼吸系统、心脑血管、风湿类疾病。

方药：麻黄汤、大青龙汤、小青龙汤、麻杏石甘、麻黄细辛附子汤、葛根汤、葛根加半夏汤、桂枝麻黄各半汤、桂枝二麻黄一汤、桂枝二越婢汤、麻黄连翘赤小豆汤、麻黄升麻汤、麻黄附子甘草汤。

现代药理学证实麻黄有利尿、调节血压、强心的作用。麻黄中的有效成分麻黄碱可直接激动肾上腺受体，也可通过促进肾上腺素能神经末梢释放去甲肾上腺素而间接激动肾上腺受体，对α和β受体均有激动作用。单胺氧化酶（MAO）是去甲肾上腺素（NA）、5-羟色胺（5-HT）等内源性单胺类递质以及外源性单胺类物质（如酪胺）的重要灭活酶。麻黄碱能抑制单胺氧化酶的活性，使NE和5-HT的破坏作用减慢，从而引起交感神经系统和中枢神经系统兴奋，对呼吸系统和血管运动中枢的影响尤为显著。

麻黄的主要成分有麻黄碱、伪麻黄碱和一些挥发油。麻黄碱可以使皮肤、黏膜、内脏血管收缩，增加心肌收缩力，增加心输出量，平喘；伪麻黄碱可以利尿；麻黄油可以发汗。但单纯的麻黄碱没有发汗作用。

在治疗风湿免疫系统疾病中，麻黄、附子、细辛的组合比单纯附子细辛的组合能发挥更明显的免疫抑制作用。

2. 辨阳明病脉证并治

该篇以承气汤为主，围绕大黄、芒硝展开，泻热逐瘀，通里攻下，主要用于治疗消化系统、免疫系统、皮肤类疾病。

方药：大承气汤、小承气汤、调味承气汤、大黄汤、大黄牡丹皮汤、大黄䗪虫丸、桃核承气汤、大柴胡汤、茵陈蒿汤。

大承气汤为峻烈之泻下剂，临床运用颇为广泛，不仅限于阳明腑实，凡是由实热之邪导致的诸如腹满而喘、潮热、谵语、日晡发热等，总之是脉实、证实者均有效，至于稍有虚象者，也不可惧其伤正而弃之不用。如遇到身体虚羸、神倦懒言而脉未至，太虚弱者，如有大承气汤之可下之证，也可使用。

大黄为清热通下之品，具有通腑降浊、增进食欲、调理气血、畅达气机的作用，大黄有"推陈出新"之功。张子和认为邪去正安，祛除邪气可帮助恢复正气，不仅使用正治法"塞因通用"，还使用反治法"通因通用"，均能取得很好的疗效。当胃肠内分泌激素紊乱后，难以通过调理得到纠正，那么采用泻下通腑的方法，充当"清道夫"，甚至还使用利水逐湿法，使胃肠内分泌激素恢复初始值后，让胃肠、机体功能再自行恢复。这类似于电脑死机后关机，重新开机。大黄可以恢复人体的气机通畅，气机一通，立刻可以"起死回生"。缪希雍说："天地之间，动静之为者，无非气也；人身之内，转运升降者，亦气也。"

胃肠道除具有吸收消化功能外，还具有免疫和排泄作用，担负着清除异己、保护机体的作用。

在病理条件下，胃肠免疫系统受到激活，通过胃肠激素调节免疫功能，细胞免疫和体液免疫参与、释放引起炎性反应的细胞因子如 TNF-α、IL-1β、IL-8、IFN-γ。大黄可以促进 CCK、GAS、SEC、SS、VIP、CGRP、SP 分泌，研究显示 CCK 抑制巨噬细胞活化，抑制炎性因子分泌，抑制诱导型一氧化氮合酶（iNOS）的产生；CGRP、VIP、SS 能抑制胃肠道、肠系膜、脾脏淋巴细胞的增殖，抑制引起炎反应的细胞因子释放。此外，大黄还具有抑制免疫过度的作用。

含大黄类的清热通腑中药制剂能促进 VIP 分泌，使内脏平滑肌血管舒张，促进血液循环和代谢，并引起胆汁，肠道水、电解质和黏液增加分泌并进入肠腔，同时通过物理性作用，起到清除异体抗原的作用。

生理条件下，低剂量、低频次的使用大黄类中药制剂通腑，可以引起肠道非特异性体液免疫，增加 B 淋巴细胞的功能，增加免疫球蛋白，也增加了肠壁和肠系膜的血液循环，避免肠壁的缺血、预防慢性或急性应激性溃疡的产生。

大黄不仅能抗菌，抗病毒，抗肿瘤，降低血脂，还有增加免疫力、利胆、减肥、降低氧化应激的作用，对延缓衰老有一定的效果。中老年人如能经常服用适量大黄，就可使体内轻微积滞的毒素及时得以铲除干净，从而达到防治老年病、强身健体、抗衰延年的目的。这也充分证明了中医"以通为补"是很有科学道理的。

3. 少阳病脉证并治

该篇以小柴胡汤为主，围绕柴胡展开，疏肝解郁，调达气机，宣通三焦。主要用于治疗胆胰胃肠等消化系统疾病，精神系统疾病，部分男科、妇科疾病以及发热。

方药：小柴胡汤、柴胡加芒硝汤、大柴胡汤、柴胡加龙骨牡蛎汤、柴胡桂枝干姜汤、柴胡桂枝汤、四逆散、鳖甲煎丸、逍遥散、柴胡疏肝散等。

柴胡的化学成分主要是柴胡皂苷、柴胡多糖、黄酮及挥发油等，现代药理认为柴胡有解热、镇静、镇痛、镇咳、抑菌、抗炎、抗病毒、保肝、利胆、降血脂、增强免疫力等作用。

（1）柴胡疏肝散可调节慢性应激引起的下丘脑-垂体-肾上腺皮质轴功能亢进，具有抗抑郁作用。已知下丘脑-垂体-肾上腺皮质轴功能亢进可导致人和动物出现抑郁状态。实验证实，柴胡疏肝散可有效降低慢性应激抑郁模型大鼠血浆促肾上腺皮质激素释放激素和促肾上腺皮质激素的水平。

（2）小柴胡汤通过促进垂体-肾上腺皮质功能、增强糖皮质激素的分泌及其与受体的结合的途径，发挥间接的抗炎作用。服用小柴胡汤后，不单会促进 ATCH 的分泌，还会抑制 ATCH 的分泌，即对 ATCH 的分泌有双向调节作用，提示本方具有维持机体平衡的作用。

（3）小柴胡汤和半夏泻心汤：如果不细究生姜和干姜的区别，两个汤剂的区别只在柴胡和黄连。小柴胡汤治疗胸胁苦满、寒热往来，半夏泻心汤治疗心下痞、下利。可见柴胡由于组方配伍的不同，作用广泛。

（4）逍遥散具有良好的疏肝解郁功效，主要用于功能性胃肠疾病，也广泛应用于多器官、系统疾病伴情志不佳、慢性疼痛、抑郁状态。

（5）柴朴汤是小柴胡汤和半夏厚朴汤的合方，在日本和捷克常用于治疗激素依赖性哮喘（SDA）疗效显著。研究表明柴朴汤与糖皮质激素合用，可以减少激素用量，并可减轻其副作用。有学者进一步探讨其作用机理，通过体外实验证实，柴朴汤主药厚朴的主要成分厚朴酚通过抑制肝组织匀浆中 11β-羟基类固醇脱氢酶，从而升高了泼尼松龙的血药浓度。

（6）柴胡可退热。目前认为，发热的内源性致热原是细胞因子的免疫调节肽类物质，包括 IL-1α、IL-1β、IL-6、TNF-α、干扰素（IFN-γ）等，解热的致冷原多属激素类物质，如精氨酸加压素（AVP）、黑素细胞刺激素（α-MSH）、β 内啡肽（β-EP）、神经降压素（NT）、促肾上腺皮质激素（ACTH）、蛙皮素（BN）等。很多研究表明柴胡剂退热作用部位在中枢，能抑制细胞因子，与增加内源性致冷激素有关。

（7）柴胡剂与疏肝利胆：胆汁成分、胆固醇的过饱和、胆囊运动障碍、胆囊炎、胆囊中黏蛋白凝胶的过度分泌、大肠运动的减慢、肠道胆固醇吸收的增加均可能导致胆固醇结石的出现。胆固醇在胆囊结石的形成过程中起到了成核的作用，黏蛋白起到了促成核的作用，而磷脂和胆汁酸起到的则是抗成核作用。柴胡剂（小柴胡汤、茵陈蒿汤、大柴胡汤、逍遥散、柴胡疏肝散等）能够有效调节胆汁中胆固醇、胆汁酸、磷脂的含量及比例，改善胆囊功能，从而抑制胆结石的形成。

（8）柴胡皂苷促进脂质转运与排泄，有显著的降脂作用。

4. 太阴病脉证并治

该篇以理中汤为主，主要药物是人参，补脾益胃，主要治疗消化系统疾病。

太阴病脉证并治篇中描述较杂，症状表现在阳明经病和少阳病之间，"此节提纲甚详，而未言治法"。因病久损伤肾阳，"宜服理中、四逆辈"，故现在均认为桂枝人参汤（理中汤）是太阴病主方，主治脾阳虚、脾气虚。该篇讲述了一些太阴病的禁忌证，包括下利要慎用大黄、芍药，宜减量或不用，因脾胃虚寒者，用苦寒药易伤脾阳等。该篇论述的疾病主要包括反胃、呕吐、吐血、便血、胃痛、腹痛、脾泄、肾泄等，即现代医学的消化不良、胃炎、十二指肠球炎、胃溃疡、十二指肠溃疡、胃下垂、肠易激综合征、克罗恩病、溃疡性结肠炎、慢性肝炎等证属脾胃虚寒者。

本篇中张仲景没有围绕人参展开描述，推测原因一是人参非纯虚不用；二是人参较贵，用参之后，中产之家，"家业荡然，死生无靠"，现在的红参、人参仍是十分贵重的药品；三是张仲景不喜欢使用人参而邀功避罪。人参多在治疗疾病的配伍中应用，比如在泻心汤类、小柴胡汤、白虎汤、竹叶石膏汤、吴茱萸汤等，方药之力，尚在人参；治疗虚损类疾病、提高免疫力时多参芪同用；治疗心血管疾病、抢救休克时，多参附同用。

人参被称为"百草之王"，是强壮滋补药，大补元气，治疗劳伤虚损，有调整神经衰弱、身体虚弱、调整血压、强心的作用。人参皂苷是人参的活性成分，皂苷包括的成分作用如下。

（1）Rh2：具有抑制癌细胞向其他器官转移、增强机体免疫力、快速恢复体质的作用，对癌细胞具有明显的抗转移作用，可配合手术服用促进手术后伤口的愈合及体力的恢复。

（2）Rg：具有兴奋中枢神经，抗疲劳，改善记忆与学习能力，促进 DNA、RNA 合成的作用。

（3）Rg1：可快速缓解疲劳，改善学习记忆，延缓衰老，具有兴奋中枢神经、抑制血小板凝集的作用。

（4）Rg2：具有抗休克作用，快速改善心肌缺血和缺氧，治疗和预防冠心病。

（5）Rg3：可作用于细胞增殖周期的 G2 期，抑制癌细胞有丝分裂前期蛋白质和 ATP 的合成，使癌细胞的增殖生长速度减慢，并且具有抑制癌细胞浸润、抗肿瘤细胞转移、促进肿瘤细胞凋亡、抑制肿瘤细胞生长等作用。

（6）Rg5：抑制癌细胞浸润，抗肿瘤细胞转移，促进肿瘤细胞凋亡，抑制肿瘤细胞生长。

（7）Rb1：西洋参（花旗参）中含量最多，具有影响动物睾丸的潜力，亦会影响小鼠的胚胎发育，能增强胆碱系统的功能，增加乙酰胆碱的合成和释放以及改善记忆力。

（8）Rb2：对 DNA、RNA 的合成促进作用，抑制中枢神经，降低细胞内钙，抗氧化，清除体内自由基和改善心肌缺血再灌注损伤。

（9）Rc：是一种人参中的固醇类分子。具有抑制癌细胞的功能，可增加精子的活动力。

（10）Rb3：可增强心肌功能，保护人体自身免疫系统，可以用于治疗各种不同原因引起的心肌收缩性衰竭。

（11）Rh：具有抑制中枢神经、催眠、镇痛、安神、解热、促进血清蛋白质合成的作用。

（12）Rh1：具有促进肝细胞增殖和 DNA 合成的作用，可用于治疗和预防肝炎、肝硬化。

（13）Ro：具有消炎、解毒、抗血栓作用，抑制酸系血小板凝结以及抗肝炎作用活化巨噬细胞作用。

（14）Rh3：抑制人结肠癌细胞 SW480 增殖，诱导其凋亡。

5. 少阴病脉证并治

以四逆汤为主，围绕附子展开，补火助阳，回阳救逆，散寒止痛。主要用于治疗心血管系统、呼吸系统、消化系统、风湿免疫系统疾病。

（1）补火助阳：命门之火就是人体的元阳、肾阳。四逆汤能温一身之阳，用于阳虚证，凡阳虚者如肾、脾、心诸脏及卫阳虚弱者均适用，如肾阳虚，肾阳不足，命门火衰，而见阳痿宫冷，畏寒身冷，腰膝冷痛，生长发育迟缓，早衰。若肾不主水而水肿，小便清长，夜尿频多，遗尿者，每与肉桂、熟地黄、山茱萸等同用，如桂附八味丸。肾主生殖，肾虚则生殖能力、性功能降低；肾不纳气，则呼吸急促，出多进少，虚喘；肾不温煦脾阳，脾肾阳虚，则久泻不止，水气内停，见小便不利、肢体浮肿者，用四逆汤有助阳化气之功，常与健脾利水药白术、茯苓等同用，如真武汤。心阳不足，而见心悸气短、胸痹心痛者，可与人参、桂枝等同用。卫阳虚自汗出者，可与黄芪、桂枝同用。还有脾阳虚，寒湿内盛的脘腹冷痛，大便溏泻，食欲不振，应脾肾双补，常与党参、白术、干姜同用，如附子理中汤。

（2）回阳救逆：用于亡阳证，主要是肾和心的阳气绝，症见冷汗自出、四肢逆冷、脉微欲绝，与现代医学的休克相似。本品能上助心阳以通脉，下补肾阳以益火，挽救散失的元阳，为"回阳救逆第一品药"。附子常与干姜、甘草同用，即四逆汤。临床有兼阳气脱者，可将附子与大补元气的人参进行配伍，回阳固脱，即参附汤。

（3）散寒止痛：既能温中，又能温经，即广泛地温里散寒。温中，用于脾胃虚寒，也用于实证的寒邪过重，脘腹冷痛；温经，用于经脉受寒出现的冷痛、头痛。附子还有类似于乌头的祛风湿的作用，用于风湿寒痹。

附子的现代药理学作用和研究如下。

（1）抗休克：附子及其复方制剂如参附汤、四逆汤对失血性休克、内毒素性体克、心源性休克及肠系膜上动脉夹闭性休克等均能提高平均动脉压，延长其存活时间及存活率。

（2）强心、心肌保护作用：附子能增强心肌收缩力，加快心率，增加心输出量，增加心肌耗氧量。口服附子制剂后，动物血清有明显增强心肌收缩力和加快心肌收缩速度的作用。

（3）抗心律失常：附子有显著的抗缓慢型心律失常作用。附子剂量过大，也可导致心律失常。

（4）对消化系统的影响：附子煎剂可抑制胃排空，但能兴奋离体空肠自发性收缩活动，具有胆碱样、组胺样的作用。生附子、乌头碱对大鼠离体回肠肌有收缩作用，此作用可被阿托品阻断，可能与兴奋胆碱能神经系统有关。附子水煎剂还能抑制小鼠水浸应激性和大鼠盐酸损伤性胃溃疡的形成。

（5）平喘：去甲乌头碱具有显著的平喘作用，很小剂量即能松弛豚鼠气管，并随剂量加大而使作用增强。去甲乌药碱可明显对抗5-HT导致的平滑肌痉挛，能对抗组胺导致的豚鼠呼吸道阻力增高。

（6）促进内分泌作用：附子、肉桂、鹿角片、淫羊藿、补骨脂、肉苁蓉复方，能使大鼠用地塞米松降低的血浆皮质酮和雌激素受体均得到明显升高。但这是复方中许多药所起的综合作用，尚不能说明一定全是附子的作用。

（7）祛风胜湿治疗风湿性、类风湿关节炎（RA）：乌头汤通过抑制趋化因子的产生和前炎症介质的表达来治疗RA。

《伤寒论》以重点药物引领，提出"六经"为总纲的理论，共包括90余种中药，张仲景意犹未尽，又作《金匮要略》，包括将近200种中药，包含非常丰富的中医理念、中医治法，为后世的中医理论发展作出了重要铺垫，是提纲挈领的著作。这种对重要药物的推崇，并不限于《伤寒论》，后世也有著作强调药物的作用，在《辅行诀五脏用药法要》中提到了六种重要的药物是黄芪、柴胡、麻黄、石膏、鸡子黄、附子，并按照五脏、五行提出25种药，可治疗大部分疾病。

6. 厥阴病脉证并治

厥阴病的代表方剂是乌梅汤，本篇虽然没有像以上五经病，着眼于某种主要的药物，但是对胃肠疾病的治疗提供了重要思路，即对胃肠疾病采用"辛开苦降，寒热补泻并用"的方法。

辛开苦降法是在中医理论指导下，运用辛温、苦寒两类药物组方以调理脏腑气机，尤其是调理脾胃气机，是治疗寒热错杂、虚实并见之证的一种治法，属中医八法中消法、和法范畴。该法理论源于《内经》，立方用药首创于《伤寒论》。辛开苦降法的主要治疗方药和延伸内容如下。

（1）乌梅丸集酸苦辛甘于一方，寒热并用，气血双调，标本兼顾。全方虚实两顾，收散自如无寒热之偏，由此使其动荡之势于阴阳燮理之间归复于平和，从而使 APUD 细胞系统、弥漫性神经内分泌系统（DNES）重获稳态。本方治疗头晕、呕吐、烦躁、手足厥冷，组成：乌梅、细辛、干姜、黄连、当归、附子、蜀椒、桂枝、人参、黄柏。

（2）以半夏泻心汤为代表，主要治疗寒热错杂于中焦脾胃之心下痞满、呕吐、下利、肠鸣等病症。方中干姜、半夏辛开以散结气，黄芩、黄连苦降泻热，人参、大枣、炙甘草甘平补中以补脾胃之虚。脾升胃降，气机调畅，胃痞自消。

（3）此类辛开苦降法的代表方剂还有生姜泻心汤、甘草泻心汤、小柴胡汤、黄连汤、大陷胸汤、小陷胸汤、吴茱萸汤、干姜黄芩黄连汤等，分别用于痞证、少阳证、痰热互结证、寒热格拒证、上热下寒证等。

（4）后世将该方法虚实寒热并用的理念进行延伸，补脾胃泻阴火治疗脾胃损伤，火邪相乘生内热，出现口疮、狐惑、斑疹等病症，用升阳汤。该方见于《脾胃论》，组方为柴胡、甘草、黄芪、苍术、羌活、升麻、人参、黄芩、黄连、石膏。

（5）健脾消积行气治疗脾胃虚弱、积滞、消化不良。资生丸见于缪希雍《先醒斋医学广笔记》，组方为人参、白术、茯苓、陈皮、山楂、甘草、山药、黄连、薏苡仁、白扁豆、白豆蔻、藿香、莲肉、泽泻、桔梗、芡实、麦芽，充分体现了补泻并行、寒热同用、气血双调的治则。该药治疗患者的症状、胃肠神经内分泌系统、DNES 紊乱程度较乌梅丸要轻。

王肯堂在《证治准绳》记载："余初识缪仲淳时，见袖中出弹丸咀嚼，问之，曰：得之秘传，名资生丸，饥者服之饱，饱者服之饥。因疏其方，丽犹不信其消食之功。已于醉饱后顿服二丸，径投枕卧，夙兴无停滞，始信此方之神。先恭简年高脾弱，食少痰多，余龄葆摄全赖此方，因特著此与世共之。"

（6）泻火舒肝和胃治疗厥阴、阳明并病，症见腹胀、食入即吐、吐酸。《三家医案合刻》："宿症脘胀，似乎气滞，从小产后失调，病起三年不愈。病伤日虚，不思纳谷，经候如常，及立夏小满，经候不来，食下即吐，汤饮下咽，脘中胀痹，腹满脐突，大便旬余始解。始而畏寒，今渐怕热，呕吐，先出有形之物，继以痰涎白沫，味必酸浊。参诸经旨，全是足厥阴肝经受病，阳化内风，乘犯阳明胃土，胃不主乎顺趋达肠，遂成反胃之症。治宜理肝木以安土。但气逆沸腾，阳药不能下膈，势必随涌，议分治方法于下。左金丸盐水煮，蒸饼和丸。左金平肝，苦辛气味，尤虑下行未速，加盐味令其下行，宗《内经》本草咸苦之味入阴厥，阳浊气退避，胃乏中流砥柱，热势风阳再逆。议坐镇中宫木火，庶不乘土。服左金丸逾二时，继用针头、代赭石、化州橘红，饭和丸，煎大半夏汤，加姜汁送下。"

本案采用通阳明兼泻厥阴法，即泻火舒肝和胃。厥阴为十二经之领袖，主生化之源，阳明为十二经之海，主经营之气。阳明、厥阴，不从标本，从乎中也。"脾胃之病，不可一例而推之，不可一途而取之"。

中医"辛开苦降，寒热补泻"也并不是笼统地全部应用所有治法，只是在某一症状凸现时有所侧重，或健脾益胃或滋阴或清热去火。根据具体情况，权衡利弊，治法兼施。《方解别录》："用药者专尚偏寒、偏热、偏攻、偏补之剂，不知寒热并进、攻补兼投，正是无上神妙之处。后世医家未解其所以然，反谓繁杂而不足取法。"

【小结】

张仲景之"六经病"应该是由特定的症状群组成的六类具有典型代表性的病理状态。人体患病实际就是人体的抵抗力与致病因子之间发生作用时（即正邪交争）的一种反应，但是由于体质的差异，症状反应的状态也不相同。当人体的抵抗功能表现为一种亢进状态时，就会出现一系列相应的症状，比如"发热恶寒"或"蒸蒸而汗"或"脉浮、脉弦"等，张仲景就把此类反映人体亢进状态的症状定性为三类阳性病，即太阳病、少阳病、阳明病。当人体的功能表现为一种衰退状态时，比如"但欲寐""下利清谷""脉细微"等，则定性为三类阴性病，即少阴病、厥阴病、太阴病。这也就是所谓的"三阴三阳"。在三阳病中，凡是以"脉浮，头项强痛而恶寒"等症状为主要反应特征的就定义为三阳病里的表证，统称之为太阳病，或者叫做表阳证。而发生少阳病典型症状反应的即称之为少阳病，或称半表半里阳证。发生阳明病典型症状反应的就称之为阳明病，或称为里阳证。当症状反应表现为以"脉微细，但欲寐"为主要特征的阴性状态时就定义为少阴病，或称作表阴证。而症状表现为太阴病典型特征时就称为太阴病，或称里阴证。当出现既非太阴症又非少阴病的阴性症状反应时，就统称为厥阴病，或称半表半里阴证。尽管《伤寒杂病论》以三阴三阳六病分类，但是张仲景并无意将其作为统领所有辨证因素的一个"万能大纲"，不然就不会再以相当大的篇幅来论述杂病部分了。尽管"三阴三阳"的分类方法确实概括了大多数常见病的症状反应规律，但是还有很多"杂病"

难以恰如其分地归属于某"经"之列。其实"六经辨证"在以下两个方面有着更重要的意义，一方面是它揭示了大部分常见病的症状反应规律。比如，凡是症状以"脉浮，头项强痛而恶寒"为基本特征的一类疾病，不管是什么脏腑发生了病变，都应归属于太阳病，而在治疗中也都必须遵循太阳病的治疗原则。这是一个很了不起的发明。它从临床实践的角度证实了中医整体观的正确性，即人体的所有疾病都不是一个孤立的病变，而只是整体疾病的一个局部反应。另一方面是为确定治疗原则提供了病理基础。比如，凡是太阳病都以发汗为基本治疗原则；阳明病都以"下之"或清热为治疗原则；太阴病则以温里为治疗原则等。但是也应该看到，在临床实践中用"六经辨证"的方法进行辨证施治时对于某些杂病并不能十分吻合，即使是本经病在某些情况下也不能完全适用。张仲景在本意上并没有把所谓的"六经"概念化、绝对化的意图，因此仅用一个"六经辨证"来概括极其复杂的人体生理和病理现象还是不够的。

第二章 / 阴 虚

1. 概念

（1）中医概念：阴虚是由于阴液不足，或热病、杂病日久耗伤阴液，或五志过极、房事不节、过服温燥之品使阴液暗耗，不能滋润，不能制阳而引起的病理变化和证候。阴虚见于多个脏器系统、组织的病变，主要的表现为头晕、耳鸣、失眠、多梦、健忘、腰膝酸软、遗精、五心烦热、盗汗、舌红少苔脉细数等。

（2）西医概念：①代表下丘脑-垂体-靶腺轴亢进，表现为相应的靶器官功能亢进，包括甲状腺、肾、肾上腺、睾丸、卵巢等，临床表现为甲亢等内分泌系统疾病、女性更年期综合征、生殖功能异常性疾病、部分老年性疾病。②表现为基础代谢指标升高、机体炎性细胞因子活跃、免疫抑制，代表疾病：肺结核、红斑狼疮、艾滋病、糖尿病、多种骨科劳损性疾病、抑郁症和慢性血液系统疾病等。

2. 标志物

（1）内分泌激素：肾阴虚与现代医学及下丘脑-垂体-肾上腺（HPA）轴、下丘脑-垂体-甲状腺轴（HPT）、下丘脑-垂体-性腺轴（HPG）功能紊乱相关。一旦机体持续处于亢奋状态，血浆促肾上腺皮质激素释放激素（CRH）、促肾上腺激素（ACTH）和皮质醇

（CORT）含量显著上升。通过激活腺苷酸环化酶的活性，诱导环磷酸腺苷（cAMP）、环磷酸鸟苷（cGMP）的合成。cAMP、cGMP 对细胞功能处于稳定状态具有双向控制调节作用，且与中医学的阴阳学说有相似之处。经多数研究表明，cAMP 含量升高是肾阴虚的特征之一。17-羟皮质类固醇（17-OHCS）主要是肾上腺皮质分泌的皮质醇、皮质素及其代谢产物，主要由肾脏排出，当肾上腺皮质功能处于亢进状态时，则体现为尿液中 17-OHCS 排出量增加。肾阴虚型患者表现为 CRH、ACTH 升高，cAMP/cGMP 升高，尿液中 17-OHCS 升高。

机体处于甲亢状态与下丘脑-垂体-甲状腺轴有关，促甲状腺激素释放素（TRH）分泌量显著增加，而垂体、血清促甲状腺激素（TSH）明显降低。甲状腺功能亢进患者基础代谢增多，多符合肾阴虚或阴虚阳亢、阴虚火旺型，其血清 TRH 升高，T_3、T_4 含量升高，TSH 水平降低。反映下丘脑-垂体-性腺轴亢进的生化指标主要包括 E_2 升高、E_2/T 升高。

（2）炎性因子：核转录因子 NF-kB 几乎是存在于所有细胞的快反应转录因子，其作用为调控大量基因的转录，与其调控的细胞因子参与炎症反应、免疫反应、细胞凋亡、肿瘤发生等生物进程，同时也是导致各种疾病的核心环节。下丘脑慢性神经炎症导致代谢紊乱，糖尿病、肥胖、高血压等与之密切相关。研究显示下丘脑神经元通过 $IKK\beta$/NF-kB 通路活化诱发的神经炎症是促进糖尿病、肥胖、高血压进展的重要因素，会导致交感神经系统的过度激活。但对于不同疾病、一种疾病的不同分型，NF-kB 通路激活后的下游通路也有所不同，进一步导致相应的靶器官损害也有所不同。NF-kB 通路激活可认为是非感染性疾病慢性炎症的"阴虚内热"表现之一。

倍半萜可以阻断 NF-kB 通路，减少下游 IL-1β、IL-6、TNF-α 的合成，含有倍半萜成分较多的中药有青蒿、吴茱萸、穿心莲、没药、莪术、龙胆等。

诱导型一氧化氮合酶（iNOS）是指存在于肺泡巨噬细胞、血管平滑肌细胞、气道上皮细胞、肠道黏膜和黏膜下层、纤维母细胞以及中性粒细胞的一种传递信息的炎性因子，在不同的疾病中尤其是急性损伤中都起着非常重要的作用。iNOS 升高后，在机体内通过产生大量 NO 来损伤组织细胞，同时参与部分疾病的发生发展。通过 NF-kB 通路可以诱导 iNOS 表达。

在炎症性疾病的病理进程中，急性期具有较高水平的炎性因子浓度，能挥发免疫抑制作用，而在疾病慢性期、迁延期或缓解期，炎性因子浓度较低，是机体的自我修复阶段，发挥免疫促进作用。

（3）辅助 T 淋巴细胞 CD_4 与 CD_8：CD_4 与 CD_8 是人体免疫系统中淋巴细胞的重要组成部分。淋巴细胞具有抗感染和肿瘤免疫功能，CD_4 起到信息传递作用，CD_8 起到杀死感染细胞和癌细胞的作用。CD_4 细胞减少常见于恶性肿瘤、遗传性免疫缺陷症、艾滋病、应用免疫抑制剂等。CD_8 细胞增多见于系统性红斑狼疮、慢性活动性肝炎、传染性单核细胞增多症、恶性肿瘤及其他病毒感染等；CD_8 降低见于类风湿关节炎、糖尿病等。CD_4/CD_8 比值降低是免疫功能下降的标志，见于传染性单核细胞增多症、急性巨细胞病毒感染、再生障碍性贫血、骨髓移植恢复期、肾病、自体免疫性疾病如系统性红斑狼疮、类风湿关节炎等的活动期等，艾滋病患者的 CD_4/CD_8 比值多在 0.5 以下；CD_4/CD_8 比值增高见于移植后发生排异反应、糖尿病等。阴虚证患者均呈现免疫功能相对抑制的变化，血清 CD_4/CD_8 明显下降，免疫调节因子 IL-1β、IL-6、TNF-α、INF-γ 分泌增加。低浓度 INF-γ 可激活 CD_8，发挥免疫促进作用。

3. 植物雌激素

（1）概念、代谢和作用机理：植物雌激素是指在植物中存在的非甾体雌激素类物质，主要分为异黄酮、香豆素和木脂素三大类。含植物雌激素的中药有鹿茸、菟丝子、肉苁蓉、女贞子、丹参、枸杞子、牛膝等，食物中以豆类和谷物含量较高。肠道细菌对异黄酮、香豆素和木脂素进行吸收、转化，吸收程度取决于肠道菌群（如乳酸菌、类菌体和双歧杆菌）及其产生的酶。

植物雌激素在抗癌、更年期综合征、阿尔茨海默病（AD）、预防女性心脑血管疾病和骨质疏松症等方面有着确切的作用，并能避免直接应用雌激素的副作用。因为长期应用雌激素易产生高血凝状态、高血压、水肿等副反应，并增加乳腺癌及子宫内膜癌的发病危险。

植物雌激素是通过雌激素受体起作用，对生殖功能的调节主要是通过 ER-α 起作用，而在行为、记忆和认知能力方面，是 ER-β 起重要作用，从而起到雌激素样和（或）抗雌激素活性的作用。

（2）使用方法和注意事项：①在内源性雌激素水平较低时，植物雌激素可与雌激素受体相结合，表现出雌激素激动剂的作用；而在体内雌激素水平较高时，它则竞争结合雌激素受体表现为抗雌激素作用。②低剂量时植物雌激素与雌激素竞争结合 ER 表现为抗雌激素作用；中剂量时会产生一定的雌激素活性；高剂量时可活化因雌激素不足而未能活化的 ER，产生雌激素增强效应。③使用含有植物雌激素的中药可滋阴清热或滋阴补肾，治疗同时酌加益气健脾药物，通过益气健脾可以提升 GLP-1 和改善肠道菌群，保证植物雌激素的活性成分吸收转化，协同增加植物雌激素的作用。

4. 阴虚分类及常规中药

（1）按五脏部位分类及常规用药：肺阴虚用沙参、麦冬、天冬、百合；心阴虚用熟地黄、丹参、鸡子黄、酸枣仁；肝阴虚用鳖甲、白芍、阿胶、绿萼梅；肾阴虚用知母、山茱萸、黄精；胃阴虚用乌梅、莲子、蜂蜜、大枣；脾阴虚用火麻仁、山药。

（2）伴随症状分类及常规用药：阴虚用生地黄、麦冬、鳖甲；阴虚内热用青蒿、牡丹皮、白薇、地骨皮；阴虚火旺用玄参、知母、黄柏、银柴胡；阴虚伤津用白茅根、芦根、石斛。

5. 治疗阴虚证的经典方药和作用机理

（1）六味地黄汤：山茱萸中不同的化学成分会对机体产生两种相反的免疫调节作用。山茱萸中的多糖成分可促进机体的免疫反应，山茱萸中所含的苷类成分表现为抗炎免疫抑制作用，山茱萸中的主要活性成分马钱苷对机体的免疫反应具有双向调节作用，当马钱苷的浓度在一定范围内，其具有促进免疫反应的作用，但其在较高浓度时产生相反作用。熟地黄中的成分具抗氧化的作用，能增加血 IL-2、IL-6 和促红细胞生成素（EPO）的含量，改善血虚所致的机体功能低下，增强机体的免疫力，抑制 HPA 轴功能的亢进。牡丹皮具有抗菌、抗炎、镇静、镇痛、降血糖、抗过敏及免疫调节等多种药理作用。山药、茯苓具有提升 GLP-1 和改善肠道菌群、改善胃肠道功能、调节免疫力、抗肿瘤的作用。小剂量泽泻提高免疫作用，增强抗补体活性，大剂量有抑制免疫作用，抑制细菌内毒素（LPS）产生 NO。合方起到滋阴补肾降火的疗效。

（2）知母黄柏：①知母中的芒果苷和总多糖具有显著的抗炎作用，对内毒素致热有明显的解热作用，还有降糖及改善胃肠功能作用，清热泻火，生津润燥，，泻肺、胃之火，尤宜生用，多用于温病壮热烦渴、肺热咳嗽或阴虚咳嗽、消渴、大便燥结。如知母用于温病邪传气分，壮热烦渴，汗出恶热，脉洪大的白虎汤（《伤寒论》）；治肺热咳嗽或阴虚燥咳的二母散（《证治要诀类方》）；用于阴虚消渴的玉液汤（《医学衷中参西录》）。②黄柏：含有多种生物碱，具有抗菌、抗炎作用，还具有降血糖、降血压、抗癌、抗溃疡、抗氧化、抗痛风等作用，泻火解毒和燥湿，多用于湿热痢疾、黄疸、热淋、足膝肿痛、疮疡肿毒、湿疹等。如黄柏用于湿热痢疾的白头翁汤（《伤寒论》）；用于黄疸的栀子柏皮汤（《伤寒论》）；用于疮疡疔毒的黄连解毒汤（《外台秘要》）。③盐知母和盐黄柏由于经盐炙后苦燥之性有所缓和，不会损伤脾胃阳气，增强了滋阴降火、退虚热的作用，加之盐炙可引药下行，专于入肾，故多用于阴虚发热、骨蒸盗汗、遗精、足膝痿软、咳嗽咯血等，如用于大补阴丸（《中国药典》）。研究显示知母皂苷、小檗碱、黄柏酮抑制 NF-kB-iNOS-NO 通路，抑制 IL-1β、IL-6、TNF-α，从而抑制炎性反应。

（3）青蒿鳖甲汤：①青蒿治疗属于阴虚证的疾病种类十分广泛，最早应用于治疗疟疾，对疟原虫有直接杀伤作用；②新研究发现青蒿素能够对抗肺结核。结核分枝杆菌需要氧气才能在机体内存活，免疫系统通过断绝结核杆菌的氧气来控制感染。青蒿素抑制了结核杆菌感知氧气含量的能力，使细菌无法感知到低氧状态，从而无法进入休眠状态，进而死于缺氧环境。研究证实青蒿鳖甲汤可以通过增加 CD_4/CD_8 比值、提升机体免疫功能治疗肺结核。③青蒿素用来治疗糖尿病，青蒿素和 GABA 都可让胰腺 A 细胞产生胰岛素。④青蒿素衍生物治疗系统性红斑狼疮（SLE），具有一定的免疫抑制活性。水溶性青蒿素衍生物 SM934 能诱导活化的病理性 T 细胞进入凋亡，增加调节性 T 细胞的比例，并能促进固有免疫细胞分泌免疫抑制性细胞因子 IL-10，从而使免疫系统恢复稳态。研究显示，IL-10 是 SLE 疾病进程中一个重要的具有免疫抑制作用的调节性细胞因子。⑤双氢青蒿素能够诱导肝癌、乳腺癌、宫颈癌细胞凋亡。⑥青蒿素及其主要衍生物能够通过"死亡受体以及线粒体介导的-Caspases 依赖性"凋亡信号途径来抑制卵巢癌的生长；同时双氢青蒿素可以作为化疗药物增敏剂，明显提高卵巢癌一线化疗药卡铂的疗效。⑦鳖甲多糖能提高非特异性免疫功能，具有抗纤维化、抗肿瘤作用。

（4）二至二仙汤：治疗女性更年期综合征、雌激素减退。若证属肾精亏虚时，虚火上升，出现阴虚火旺的证候，可采用二至二仙汤加肉桂引火归元。用二仙汤治疗女性更年期综合征，可以调节下丘脑-垂体-性腺轴，促进肾上腺分泌雌激素达到治疗的目的。二至丸具有性激素样作用，有增强免疫力、抗氧化、耐缺氧、护肝及镇静作用。

（5）石斛：可以抑制 NF-kB 和 p53/Bcl-2 介导的信号通路，抑制血清中炎症因子 IL-1β、IL-6、TNF-α 的分泌，起到抗炎、抗氧化作用。

6. 急下存阴

上面我们关注的是肾阴、气阴。此外，还有胃阴，指胃肠的基础内分泌，后天之本的本源物质，能够产生内分泌激素的基础。当急性热病，耗伤胃肠津液时，必须快速清除热毒因素，保护胃肠的基本功能。急下存阴法是《伤寒论》治疗内热炽盛、伤阴重证的首选疗法，临床用于脓毒素血症均获显效。所谓急下存阴，急下是手段，存阴是目的，燥热亢盛，病情严重，阴液欲竭，迟则不救，应急下泻邪热以救阴液。

阴液丢失、阴虚内热即代表胃肠内分泌激素失衡相关的问题，包括电解质紊乱、全身炎症反应、脓毒症、循环衰竭、心衰、肾衰、脑病，出现血压下降、休克、精神症状、烦躁、惊厥。发展极期，每伴有"昏、痉、厥、脱"之变。

《温病条辨·中焦篇》曰："阳明温病，面目俱赤，肢厥，甚则通体皆厥，不瘛疭，但神昏，不大便七八日以外，小便赤，脉沉伏，或并脉亦厥，胸腹满坚，甚则拒按，喜凉饮者，大承气汤主之。"吴瑭特地用眉批告之本证全在目赤、小便赤、腹满坚、喜凉饮定之，细微之辨，学者其审之。温病大师叶天士曾谆谆告诫："留得一分阴液，便有一分生机。"

古代限于胃肠道疾病，通过通腑泻热的手段存津液，现今扩大为多种疾病、多种手段，包括急性肝脓肿、肾脓肿、腹腔脓肿、结核性脓肿等造成的全身脓毒血症或败血症，通过穿刺或手术引流的方法，最大限度地清除感染源和降低全身炎症反应。配合输注抗生素和补液的方法，也是急下存阴理念的一种延伸。

7. 古籍记载

（1）《名医类案·卷五·遗精》："虞恒德治一人，病遗精潮热，卧榻三月矣。虞脉之，左右寸关皆浮虚无力，两尺洪大而软。投补中益气加熟地、知母、黄柏、地骨皮，煎下珍珠粉丸，外做小篾笼一个，以笼阴茎，勿使搭肉，服药三十余贴，寻愈。"

遗精肾阴虚证，单纯补肾阴效果不理想，应适当配伍益气健脾药物。

（2）《王氏医案绎注》："汪吉哉久疟不愈，医谓元气已虚，杂投温补，渐至肌瘦内燔，口干咳嗽寝汗溺赤，饮食不甘。孟英视之。

曰：此热邪逗留血分也。予秦艽鳖甲散而瘥。左秦艽次入一钱五分，血鳖甲一两杵先煨六句钟，酒炒知母次入三钱，去当归嫌其温腻，春柴胡次入三钱，地骨皮五钱，乌梅肉一钱五分，鲜青蒿次入八分。"

治疟发热、消瘦、咳嗽，一派阴虚肺热之象，予秦艽鳖甲散滋阴清热劫疟。

（3）《王旭高临证医案》："张某，久患便血，阴气先伤于下，今感温邪夹积，肺胃之气阻窒。上喘下泄，发热口渴，舌绛如朱，额汗不止，遍体无汗，脉小数疾，厥脱险象，勉拟一方备正，葛根、石膏、赤苓、黄连、杏仁、牛蒡、生甘草、枇杷叶，上药用水两盏，煎至一盏；另用人参、麦冬、五味子、生地、阿胶，用水两盏另煎，煎至半盏，冲和前煎，徐徐服下……凡暴喘多实，而壮热舌干，宜从清解，惟久患便血，今更下泄不止，所谓喘而不休，泄痢不止，水浆不入者不治，故不得不救其阴，希图万一。"

此案中，病者先有久患便血之证，在下的阴血已经损耗。医者从救胃阴（后天之本）入手，而非着眼脾肾等，因此拟一方清理肺胃之邪热的同时，顾虑到阴虚欲脱，立另一方急救气阴。

第三章
高血压

1. 概念

对高血压的精确定义经历了很长的历程。不论医者还是保险公司都发现血压与预后、死亡率密切相关。目前，将高血压的标准定为 140/95mmHg，可以理解是血管紧张-舒张系统增强、血管容量失衡的界限。所有专业书籍和指南都写到高血压的原因主要是基因（遗传）和环境因素，我们可以认为这是先天之本的缺陷，包括垂体肿瘤、肾上腺的肿瘤、肾脏肾素瘤、肾动脉狭窄、肾病、大动脉炎等。下丘脑-垂体-靶腺轴出现问题会导致高血压，引起胃肠神经内分泌激素改变、胃肠功能紊乱。绝大多数高血压患者往往伴随糖尿病、血脂代谢异常和肥胖等代谢紊乱疾病，伴随代谢异常的高血压占所有高血压患者的比例>10%，这些我们可以看作是后天之本紊乱造成的。按照现代医学可以将其理解为胃肠道失调，包括胃肠神经内分泌激素分泌异常、肠道菌群失调和胃肠神经功能失调等是代谢性疾病发生的重要因素，相继引起的 RAAS、NPS 兴奋，逐渐失代偿状态，表现为血压升高。

2. 机理

下丘脑是压力反射的重要整合中枢，影响交感传出神经活动，包括血管压力感受器传来的信号和激素信号，从而调节压力反射功能。GAS、CCK 和 SS 均为应激敏感激素，而 SEC 可能也是一种应激激素，SEC 还可以参与到调节下丘脑垂体和肾脏的渗透压。

在血管紧张-舒张系统、容量失衡导致高血压的过程中，肾素-血管紧张素-醛固酮（RAAS）起到重要作用。可以分为高肾素型高血压（肾动脉狭窄、肝硬化等）、低肾素型高血压（原发醛固酮增多症等），两者可以互相转化，包括代偿时期、抵消作用的血压正常值。醛固酮轻度升高、钠潴留、血容量增加，激活激肽-前列腺素系统，ANP 释放增加，降低了血容量，产生"逃逸"现象，在机体代偿后，造成血压正常的假象。

血压自身调节因素有 RAAS、NPS、K 离子、ACTH、缓激肽，其他如褪黑素、阿片黑素促皮质激素原（POMC）、促脂素、MSH、β-内啡肽、醛固酮刺激因子、ANP、BNP、ET。

目前认为缓激肽有下列作用：①促进小动脉舒张，使外周血管阻力下降；②舒张肾内小动脉，使肾血流量增加，改善肾皮质缺血；③促进钠、水的排出，水的排出比钠多，故尿渗压下降，水、钠排出增加导致血浆容量减少，使血液红细胞压积及血浆总蛋白浓度增加；④由于血管外周围阻力下降及循环血量减少，可使血压下降，故有抗高血压的作用。

3. 胃肠内分泌激素紊乱的性质和特点

（1）瘦蛋白（LP）：是近 10 年来发现的胃肠激素，可由脂肪组织和胃黏膜主细胞分泌，启动消化期胃运动，控制摄食量。研究表明，脂肪组织中不仅有肥胖基因表达，而且还分泌和表达血管紧张素原、血管紧张素转化酶和肾素基因。肥胖基因产物 LP 能够调节脂肪组织血管紧张素原的表达，可通过激活 RAAS 的活性，导致高血压的发生。

（2）ET-1：是广泛存在血管内皮细胞、胃肠黏膜、肌层的激素，通过自分泌或旁分泌的方式收缩血管，导致高血压，是强力血管收缩剂。

（3）GLP-1：是一种进餐后由小肠 L 细胞分泌的肠促胰液素，有助于餐后胰岛素分泌的增加，抑制高血糖素的分泌，调节胃排空和胃、十二指肠动力。GLP-1 对高血压患者尤其是并发糖尿病的患者具有一定的改善作用，可降低高血压患者的血压。胰岛素抵抗（IR）是代谢性高血压发病的核心机制。

（4）SP：在中枢神经系统和胃肠中均有广泛的分布，发挥激素和局部递质作用。有研究发现，在高血压伴左心室肥厚（LVH）患者的血浆中，SP 常呈较低水平，而 SP 与血管紧张素Ⅱ（AngⅡ）可能是一对互相拮抗的血管活性物质，在 LVH 的促进和抑制因素中起关键作用的物质之一。

（5）血管活性肠肽（VIP）：分泌 VIP 的神经纤维广泛分布于心血管系统。在心脏，主要分布在心房、心室和冠状血管。VIP 是内源性血管扩张剂。在腹腔感染、肝病等继发性高血压中，VIP 水平升高会起到扩张内脏血管、降低血压的作用。

（6）神经降压肽（NT）：是一种生物活性多肽，具有强烈的扩血管和降压作用，主要分布在脑和消化系统，也分布于心脏。在心血管系统中，包括主动脉、冠脉、腔静脉、小动脉、小静脉和毛细血管壁都有分泌 NT 的神经支配。

（7）CCK、GAS：应激时 GAS、CCK 明显增加，是引起胃肠应激损害的重要消化道激素。研究显示，自发性高血压大鼠十二指肠组织中 CCKmRNA 及蛋白表达较正常血压大鼠明显减少，提示 CCK

表达的减少与血压升高有关。另有研究表明，CCK-8可抑制饮食诱导肥胖大鼠的摄食量及脂肪组织炎症反应，降低大鼠体质量及血脂水平，从而改善IR和代谢性高血压。GAS不仅能调节胃酸分泌，还参与水钠代谢，进而起到调节血压的作用。其作用机制是胃泌素可促进肾多巴胺的生成，多巴胺与其相应的受体结合后可抑制肾钠转运，促进肾钠排泄，使血压保持在正常状态，进而维持机体代谢正常。

（8）神经肽Y（NPY）：交感神经系统兴奋可合成和释放NPY，通过介导小动脉收缩调节外周血管阻力；血小板可以合成NPY，当血小板聚集时，NPY释放增多。

（9）降钙素基因相关肽（CGRP）：广泛分布于中枢和外周神经系统以及某些器官组织中，是由辣椒素敏感的感觉神经末梢释放的肽类物质。CGRP具有较强舒张血管降压作用，尤其是对阻力血管，可改善血流，增加心输出量，也可舒张肾动脉，促进钠盐排泄，此外还能抗血管内皮平滑肌增殖，促进内皮生长和修复。高血压患者与健康人比较，血浆CGRP水平明显降低，且高血压分级越高，血浆CGRP水平越低。

（10）心房钠尿肽（ANP）：是心房产生和分泌的多肽激素，具有利尿、利钠、扩血管平滑肌和调节细胞内钙稳态的作用，并对肾素醛固酮有抑制作用，对维持血压的动态平衡和心脏功能有重要作用。高血压患者的血浆心房钠尿肽水平明显升高，其机制可能与心肌缺氧、心功能降低、心肌收缩力下降、心房内压升高刺激心脏分泌较多的ANP有关，是高血压的代偿性表现。

4. 西药治疗

西医治疗以降低RAAS活性为主，药物治疗方面如没有明显并发症及合并症，利尿剂、钙拮抗剂、ACEI、ARB 受体阻滞剂均可以作为高血压的起始治疗用药及一线维持用药。利尿剂作为一类最古老的降压药至今仍在全球范围内广泛用于高血压的治疗。肾素-血管紧张素-醛固酮系统阻断剂加利尿剂固定复方制剂仍在临床占优势地位。

5. 中医药治疗

（1）肝阳上亢：头晕胀痛，面红目赤，目胀耳鸣，急躁易怒，失眠多梦，尿黄便秘，舌红苔黄，脉弦数有力，宜天麻钩藤饮。

（2）肝肾阴虚：头晕目眩，双目干涩，五心烦热，腰腿酸软，口干欲饮，失眠或入睡易醒，尿黄，便干，舌红苔少，脉弦细数，宜镇肝息风汤。

（3）阴阳两虚：头昏目花视糊，心悸气短，间有面部烘热，腰酸腿软，四肢清冷，便溏纳差，夜尿频数，遗精，阳痿，舌淡红或淡白，质胖，脉沉细或弦细，宜真武汤、五苓散。

（4）痰湿中阻：头晕头重，胸脘满闷，恶心欲呕，心悸时作，肢体麻木，胃纳不振，尿黄，便溏不爽，舌淡红，苔白腻，脉沉缓，宜半夏白术天麻汤。

（5）气虚血瘀：头晕肢麻，倦怠乏力，活动欠灵，胃纳呆滞，动则气短，日轻夜重，甚至半身麻木，小便失禁，舌质暗红，边有瘀点，脉弦涩，宜归脾汤加通窍活血汤。

（6）通腑泄浊法：头痛，眩晕，胁痛，胸满，腹满，便秘，咳嗽喘息，舌红苔黄腻脉滑或滑数，宜大柴胡汤、承气汤类、防风通圣散。

醛固酮/肾素比值（ARR）升高，说明肾素反应性下降，反之肾素水平高，比值不高，说明 RAAS 系统处于激活状态。

推荐：①醛固酮/肾素值低，AngⅡ明显升高，辨证为肝阳上亢，宜平肝息风，予天麻钩藤饮、镇肝息风汤以通腑泄浊；②通过抑制RAAS活性、ALD、ANGⅡ起作用，醛固酮/肾素值明显升高，AngⅡ升高不明显，辨证为阳气不足，宜温阳利水，予真武汤、五苓散，通过增加ANP、BNP、NT分泌，利尿，减少血容量起作用；③醛固酮/肾素值一般性升高，AngⅡ中等度升高，辨证为痰湿阻滞，宜健脾化痰祛湿，予半夏白术天麻汤，通过增加GAS、CCK、CCK-8、NT、VIP水平起作用，另一方面，增加脂肪代谢，减少脂肪组织，降低LP，间接抑制RAAS活性。

在阴虚阳亢证型中细胞因子起作用（见阴虚），与高血压关系密切的细胞因子是IL-1β和血清中可溶性IL-2受体（SIL-2R）、肿瘤坏死因子α（TNF-α），是机体免疫系统激活的重要指标。如果上述因子升高，可辨证为阴虚阳亢，予镇肝息风汤。

6. 古籍记载

（1）真武汤：见于《伤寒论》："太阳病发汗，汗出不解，其人仍发热，心下悸，头眩，身𥆧动，振振欲擗地者，真武汤主之。"

（2）半夏白术天麻汤：见于《脾胃论》："此头痛苦甚，谓之足太阴痰厥头痛，非半夏不能疗；眼黑头旋，风虚内作，非天麻不能除，其苗为定风草，独不为风所动也；黄芪甘温，泻火补元气；人参甘温，泻火补中益气；二术俱苦甘温，除湿补中益气；泽、苓利小便导湿；橘皮苦温，益气调中升阳；曲消食，荡胃中滞气；大麦蘖面，宽中助胃气；干姜辛热，以涤中寒；黄柏大苦寒，酒洗以主冬天少火在泉发燥也。"

（3）镇肝息风汤：见于《医学衷中参西录》。刘铁珊将军丁卯来津后，其脑中常觉发热，时或眩晕，心中烦躁不宁，脉象弦长有力，左右皆然，知系脑充血证。盖其愤激填胸，焦思积虑者已久，是以有斯证也。为其脑中觉热，俾用绿豆实于囊中作枕，为外治之法。又治以镇肝息风汤，于方中加地黄一两，连服数剂，脑中已不觉热。遂去川楝子，又将生地黄改用六钱，服过旬日，脉象和平，心中亦不烦躁，遂将药停服。

（4）《类证治裁·肝风脉案》："沈氏，当夏郁怒不寐，五更起坐，倏然头摇手战，目闭耳鸣，晕绝身冷。此怒动肝阳，内风夹痰火上冒也。急煎淡青盐汤以降风火，一啜即醒。用牡蛎、钩藤、山栀、桑叶、白芍、茯神、菊花（炒），二服神志已清。转方用熟地黄（炒）、杞子（焙）、石斛、枣仁（炒）、龟板（炙）、牡蛎粉、磁石，镇补肝阴而安。"

（5）《王氏医案绎注》："张氏妇患气机不舒，似喘非喘……面赤眩晕，不饥不卧。补虚清火行气消痰服之不应。孟英诊之……予酒炒川连八分，酒炒枯芩一钱五分，黑栀皮三钱，川楝实杵先三钱，血鳖甲杵四两，生赭石一两杵……药送当归龙荟丸二钱。未及十日汛至，其色如墨，其病已若失。后予养血和肝调理而康。"

关于高血压，中医里没有该病的描述，多数患者在出现头痛、眩晕、水肿时开始治疗，治疗的结局是症状的改善、消失。很多高血压患者没有症状，处在病理上的平衡状态，这是由于自身反馈、负反馈调节，使机体表现为大致正常的状态，但是目前可以根据血液化验检查，辨病辨证施治。

第四章

性激素与男科疾病

性激素水平的异常代表复杂的阴阳失衡、寒热不均、虚实混杂、表里迥异。男科疾病包括迟发性性腺功能减退、阳痿、不育，与性激素水平有很大关系，迟发性性腺功能减退有睾酮水平的降低，阳痿、不育多伴有激素水平的紊乱。性激素水平与下丘脑-垂体-靶腺轴有密切关系，男科疾病伴性激素异常也是最适合通过胃肠调节下丘脑-垂体-靶腺轴来治疗的疾病。中医结合临床激素水平检查，通过四诊合参辨证施治，更能准确地接近病理真相，达到精确治疗的目的。

1. 下丘脑-垂体-靶腺轴与性激素

生殖系统的激素主要有雄激素、促性腺激素（GTH）包括卵泡刺激素（FSH）、黄体生成素（LH）、泌乳素（PRL）、促性腺激素释放激素（GnRH）。FSH、LH 和雄激素三者都参与睾丸的正常发育和功能。中枢神经系统的高级部位（如松果体、边缘叶系统以及大脑皮层）也调节着睾丸的活动。来自内、外环境的刺激可以通过中枢神经系统，影响下丘脑 GnRH 的分泌，从而改变睾丸的活动。如某些动物圈养在黑暗环境时睾丸会发生萎缩，反之，强光照射可促进鸭及某些冬眠动物睾丸的生长；精神过度紧张或强烈的精神刺激对男性行为也具有明显的影响。

下丘脑分泌的促性腺激素释放激素（GnRH）刺激垂体分泌卵泡刺激素（FSH）和黄体生成素（LH），LH 主要通过 Leydig 细胞促进睾丸间质细胞增生，使其合成和分泌睾酮（T）以供精子生成的需要，FSH、LH 协同作用来调控男性生殖功能。FSH 随着血液循环到睾丸，与精曲小管的支持细胞膜受体结合，刺激性激素结合球蛋白（STBG）的生成，高浓度的 STBG 使精曲小管腔内的 T 浓度维持在较高的水平，高浓度的 T 促进生殖细胞分化为成熟的精子。人类在没有 FSH 存在的情况下，单独使用 T 并不能启动精子的生成。FSH 还受到支持细胞分泌的抑制素的负反馈调节。如果支持细胞病变或受损，将会引起抑制素分泌减少或缺乏，从而导致 FSH 的升高。因此精子的发生实际上是 LH 通过刺激 Leydig 细胞分泌 T 与 FSH 作用于支持细胞相互协同作用的结果。

2. 性激素紊乱和男性生殖障碍

（1）睾酮低下的生殖障碍和中药治疗：睾丸静脉血中睾酮的浓度明显高于外周血中睾酮的浓度，单独用睾酮制剂是不能诱发或改变人的精子发生，因为睾酮的常用剂量不能增加睾丸内睾酮浓度，而超生理量的睾酮能抑制下丘脑 GnRH 的分泌阻断精子发生。因此，要提高睾丸静脉中 T 的含量还是要从提高 LH 的水平出发。参与附睾精子成熟的雄激素主要是 T 和双氢睾酮（DHT），它们在附睾头部管腔中含量很高。精子获能差也与附睾液中的 T 和 DHT 不足有关。

所以"补肾治疗"是在多环节起作用，并不是简单起到补充雄激素的作用，主线是下丘脑-垂体-睾丸性腺轴，并包括靶器官雄激素受体、STBG 等环节，通过协调激素与靶器官的平衡，帮助睾丸合成和分泌 T 以助生精，增加附睾中 DHT 含量以增加精子活力。临床采用补肾阳，宜右归丸配合仙茅、淫羊藿、鹿茸、杜仲、海参等，或应用生精片、麒麟丸、黄精赞育胶囊等。

（2）雌二醇（E_2）升高导致的生殖障碍和中药治疗：睾丸中合成和分泌的 T 和 E_2 进入血液循环会对下丘脑-垂体产生负反馈调节，而且 T 的负反馈主要是通过转换为 E_2 来发挥作用的。与 T 相比，男性血清 E_2 水平相对较低，但其抑制 LH 和 FSH 的作用远远高于 T 产生的作用。研究表明，睾丸输出小管有大量雌激素受体（ER-β）表达，雌激素和受体的存在对附睾结构功能的维持、精子的成熟具有重要意义。ER-β 被病理性升高的 E_2 过度消耗，使附睾精子浓度明显下降。

ER-α 主要分布在一些被认为有雌激素效应的组织，如子宫、乳腺、胎盘、肝脏、中枢神经系统、心血管系统和骨组织；ER-β 主要分布在前列腺、睾丸、卵巢、松果体、甲状腺、甲状旁腺、胰腺、胆囊、皮肤、尿道、淋巴组织和红细胞中，在这些组织中，ER-α 表达很少或者检测不出来。在生物学效应方面，这两个受体与各自特异的转录因子相互作用后可以发挥不同的功能，并且 ER-β 的作用范围比较广泛，除了对雌二醇信号的传递具有重要的作用外，还能调节 ER-α 的活性和生物学效应。

临床常常采用益肾滋阴的方法治疗 E_2 升高导致的少弱精子症。该类药物具有植物雌激素作用。植物雌激素是通过经典途径与 ER-α 结合，在体内具有双向调节作用。一方面，当机体内雌激素水平低于正常水平时，可发挥拟雌激素样作用；另一方面，在体内雌激素水平高于正常水平时，可产生雌激素拮抗作用，有效减弱靶细胞对雌激素的应答。中药植物雌激素双向调节证明中药有调节"阴阳平衡"的作用。植物雌激素也可以通过 G 蛋白耦联 ER（GPER）途径发挥生物学效应。

中药通过下丘脑-垂体-睾丸性腺轴，并包括靶器官 ER-α、ER-β、GPER 环节，协调雌激素与靶器官的平衡，增加精子浓度。治疗原则是补肾生精，宜左归丸加五子衍宗丸加减，配合鹿角胶、何首乌、紫河车、韭菜子、肉苁蓉、黄精、牡蛎、补骨脂、葛根、女贞子、冬虫夏草等。

（3）高 PRL 血症导致的生殖障碍和中药治疗：在垂体水平，PRL 与促性腺激素产生协同作用，对下丘脑 GnRH 进行负反馈调节；在性腺水平，PRL 可增强 Leydig 细胞 LH 受体的浓度，维持睾丸合成睾酮。当 PRL 明显升高，会通过负反馈机制引起性激素紊乱，使睾酮下降，导致性功能低下和精子生成降低。高 PRL 血症需要排除外颅内占位病变。

从中医辨证来看，高 PRL 血症的本质是肾虚肝郁，治宜调补肝肾，疏肝解郁或清肝益肾，予柴胡疏肝散或逍遥散加减，配合生麦芽、生山楂、蒺藜。

（4）孕酮升高导致的生殖障碍和中药治疗：孕酮可以抑制血中性激素结合球蛋白（SHBG）的水平。研究发现长效醋酸甲孕酮（DMPA）加用睾酮能反馈性抑制垂体分泌的 LH 和 FSH，可以用来计划生育。中医临床同样采用疏肝解郁法来治疗。

（5）FSH 升高导致的生殖障碍和中药治疗：睾丸生精功能障碍，精曲小管受损，FSH 负反馈会明显升高，临床采用滋阴化气，改善精曲小管，支持细胞的内环境来提高生精功能，宜予三才封髓丹或大补阴煎加减施治。我们大概可以理解为滋阴是通过改善 FSH 和精曲小管的作用稳定 SHBG 浓度，而补阳是通过改善 LH 与 Leydig 细胞的作用提高局部雄激素的浓度。

现代中医认为任何原因导致的阴阳失稳失谐，均可影响精液的质量、排泄，从而导致男性不育症。如肾阴阳失和，阳虚则可致阳气虚弱、无力射出精液而致不育；元阴不足，阴虚火旺，虚火灼精则可致遗精盗汗、精液黏稠不化、精血不足而致不育。肝阴阳失和，肝失疏泄以致性欲淡漠、阳痿、早泄或恼怒太甚，郁怒伤肝，以致阳痿等均能引起不育；脾阴阳失和，失于健运，痰湿内生，郁久化热，湿热痰浊蕴积于下焦，阻遏命门，或湿热下注，宗筋弛纵以致阳痿亦可导致不育。总之，"阴阳失和"是男性不育症的根本病机。中医药治疗不育应以微调阴阳为主，强调缓以图功，攻补兼施。

3. 迟发型性腺功能减退和中药治疗

中老年男性雄性激素分泌逐渐减少，性功能也逐渐消退，各系统的代谢功能也日趋低下，包括情绪低落、疲劳、健忘及性欲降低、勃起功能障碍。男性睾酮水平越低，发生代谢综合征的可能性越大，继而导致糖尿病、心脏病、心血管疾病，甚至勃起功能障碍，可按照肾阳虚进行辨证施治，温补肾阳，如右归丸通过下丘脑-垂体-性腺轴，促进睾丸间质细胞分泌睾酮，促进雄激素的分泌，提高睾酮水平，促进精原细胞的分裂和成熟以调节 T/E_2 比例，达到治疗肾阳虚的目的；二仙汤通过下丘脑-垂体-性腺轴，提高肾上腺皮质网状带酶的活性，从而促进性激素的合成分泌。临床治疗通常采用右归丸加二仙汤加减，并酌加中药"血肉有情之品"，因该类药物均具有肾上腺素和性激素样作用。

4. 良性前列腺增生（BPH）和前列腺癌（PCa）和中药治疗

BPH 和 PCa 是雄激素依赖性疾病，治疗手段包括中枢性抑制雄激素分泌、周围抗雄激素、雌激素拮抗雄激素。临床研究表明，前列腺液中植物雌激素含量较高的人群具有较低患 BPH 和 PCa 的风险。目前临床使用舍尼通、沙巴特治疗 BPH，这两种药物分别是采用植物花粉、果实提取物的弱雌激素作用。使用磷酸雌莫司汀治疗 PCa，是应用其代谢产物介导释放的雌激素，发挥抑制中枢促性腺激素作用和抗雄性激素作用。中医临床通常采用补肾滋阴加化瘀消癥法治疗，加用具有弱雌激素作用中药，如丹参、补骨脂、川牛膝、菟丝子、红花、肉苁蓉等，化瘀消癥药物有生薏苡仁、莪术、土贝母、白花蛇舌草等，慎用和少用补肾阳药物。

5. 高 PRL 血症其他表现的中药治疗

男性高 PRL 血症患者还会表现为乳房结节、乳腺发育、肥胖、不育等，伴有情志不畅，泌乳素升高，临床证型以肝郁、肾阴虚、脾虚痰湿较为常见。若抑郁，给予疏肝解郁；肥胖、高脂血症患者给予健脾化痰治疗。麦芽对乳汁分泌有双向调节作用，小剂量可催乳，大剂量可回乳。麦芽中有拟多巴胺激动剂作用，大剂量麦芽可调节下丘脑-垂体-乳腺轴，从而抑制泌乳素的过度分泌。白芍可通过下丘脑-垂体-乳腺轴抑制 PRL 分泌。

另外中医认为，若阳明有热，逼迫津液外泄，在外为汗出，在下为大便泄泻，在乳就表现为乳汁自溢，临床不论有没有乳汁自溢，只要化验泌乳素升高，都可参照像《伤寒论》的白虎汤、葛根芩连汤等清阳明热的方剂来治疗这些疾病。

6. 古籍记载

（1）《妙一斋医学正印种子篇》："凡少子者，皆因元禀虚弱，或因色欲过度，以致气血两亏，心肾不交，百病内蚀，不能成育……立中和种子丸，虔服百日，多至半载，决能成育，真种子第一良方也。菟丝子、茱萸、熟地黄、茯苓、山药、枸杞子、远志、覆盆子、车前子、五味子、麦冬、鱼鳔蛸、鹿茸、当归、柏子仁、人参、牛膝、沙苑蒺藜、杜仲，炼蜜为丸，空心淡盐汤下三钱、临卧灯心汤下二钱……对证加减：阴虚火盛，加知母、黄柏；虚寒无火甚，加附子、肉桂，或去附桂，加肉苁蓉、巴戟肉、补骨脂；肥人有痰，加橘红，减熟地；瘦人上焦有火，加姜炒黄连；梦遗滑精，加黄柏、砂仁、酸枣仁。"

男性生殖障碍疾病，有微阳不能摄阴，微阴不能摄阳之说，张景岳提到"善补阳者，必于阴中求阳，则阳得阴助而生化无穷，善补阴者，必于阳中求阴，则阴得阳升而源泉不断"，治疗在于微调阴阳，佐以清火、化痰、理气等法，活用则灵，滞用则谬。

（2）《名医类案·卷十·乳痈》："封君袁阳泾，左乳内结一核，月余赤肿，此足三阴虚兼怒气所致。用八珍加柴、栀、丹皮四剂，赤肿渐退，内核渐退，又用清肝解郁汤而愈。"

此病案是以调节下丘脑-垂体-乳腺轴起作用。

（3）《名医类案·卷十·乳痈》："一后生作劳，风寒夜热，左乳痛，有核如掌，脉细涩而数，此阴滞于阳也。询之，已得酒。遂以瓜蒌子、石膏、干葛（阳明胃经）、台芎、白芷、蜂房、生姜，同研入酒服之，四贴而安。"

此病案以清阳明热起作用。

第五章
泌尿系结石

根据 2011 年版的中国泌尿外科疾病诊治指南，将尿路结石的病因分为 4 个不同类型：代谢性、感染性、药物性和特发性。这四种原因引起的尿路结石，除了药物性结石和目前未找到原因的特发性结石外，其他两类结石的形成都可能与一定的代谢异常有关。

1. 糖尿病、高血压、高脂血症、肥胖等与结石发生

尿酸结石在泌尿系结石中并不算常见，但是在肥胖、高血压、糖尿病等患者中，尿酸结石的发病率明显增加。

在泌尿系结石患者中，高血糖是尿酸结石最主要的危险因素，高血糖患者患尿酸结石的风险度是血糖正常者的 2.53 倍。其原因可能是大部分糖尿病患者有高胰岛素血症，胰岛素可以促进肾脏对尿酸的重吸收，从而导致肾脏排泄尿酸减少，使得血尿酸升高。2 型糖尿病患者均有着不同程度的胰岛素抵抗，其会导致血尿酸水平的升高，而高血尿酸反过来又可加重胰岛素抵抗，从而进入一个恶性循环，引起代谢性疾病的发生。此外，酸性尿也可加重胰岛素抵抗，而加剧的胰岛素抵抗又会进一步降低尿的 pH。睾酮升高也会加重胰岛素抵抗。

高血压患者尿钙排泄量增加，低枸橼酸盐尿会导致结石。

高血脂的主要表现甘油三酯、胆固醇含量增高、脂代谢紊乱，

增高的游离脂肪酸浓度有利于尿酸合成、尿液 pH 下降，导致结石的产生。

肥胖导致尿酸生成增多，易形成尿酸结石。

因此，除了治疗高血压及糖尿病、适度户外锻炼、增加饮水量等常规措施外，通过减少饱和脂肪酸、反式脂肪酸及胆固醇的摄入来控制血脂代谢水平，可能是防治尿路结石的重要手段。

2. 抗生素及高脂、高糖饮食或促进肾结石

草酸盐可引起肾结石，其主要由肠道细菌降解，人类没有天然的草酸降解酶，可通过肠道草酸降解细菌来降解草酸，如食草酸杆菌、乳酸杆菌。抗生素会导致草酸盐降解细菌及草酸盐代谢能力的快速丢失，移植物中的细菌可随时间推移而部分恢复，但草酸盐代谢能力不会恢复。口服抗生素对菌群组成及功能的影响大于饮食，大多数草酸钙肾结石患者并没有草酸代谢异常，高草酸尿多见于肠道草酸吸收异常。磺胺类药物的酰化物由肾脏排泄，可形成结石。高脂、高糖饮食会导致草酸盐代谢能力快速丢失，以及草酸盐降解细菌逐步丢失，促进肠道内钙的吸收，继而引起草酸的吸收增加，增加尿内草酸钙结晶的危险性。

3. 激素在泌尿系结石形成中的作用

（1）甲状旁腺激素（PTH）：是调节钙、磷代谢的重要激素之一。一方面，PTH 能使骨脱钙、脱磷而重吸收至血循环，使肾对钙重吸收增加，对磷重吸收减少，尿磷排出增多。另一方面，可促进肾将 $25-(OH)_2-D_3$ 羟基化，成为活性更高的 $1,25-(OH)_2-D_3$，后者能增加肠道钙的吸收，进一步加重高血钙。此外，PTH 还可抑制肾小管重吸收碳酸氢盐，使尿呈碱性，进一步加快肾结石形成，同

时还可造成高氯血症性酸中毒，促使血浆白蛋白与钙结合减少，游离钙增加造成高钙血症。

（2）前列腺素 E2：能激活 $1, \alpha$-羟化酶，使 $25-(OH)_2-D_3$ 转化成 $1, 25-(OH)_2-D_3$，从而提高钙的吸收。双氢克尿噻通过阻断前列腺素 E2 的合成来改变钙的代谢。

（3）肾上腺糖皮质激素：有轻度抑制骨质，减少肾小管对钙、磷的再吸收而增加其排泄的作用。长期使用糖皮质激素可使尿钙、尿磷排出增加，导致肾钙化和肾结石。

（4）生长激素（GH）：胰腺可以生成生长激素释放因子（GRFs）。过量的 GH 可过度促进细胞数增加，促使 RNA、DNA 及蛋白质合成，促进机体合成代谢旺盛，包括氮、磷、钾、钠的正平衡，钙吸收特别是肠道钙的吸收增加，钙、磷代谢紊乱，会造成尿钙经肾排出增加。

（5）胰岛素：糖尿病出现胰岛素抵抗，尿酸排泄降低，易形成尿酸结石。

（6）雌激素：可抑制甲状旁腺素的活性，特别是甲状旁腺素对骨骼的作用，从而降低血、尿钙。尿枸橼酸盐能与钙结合形成一种比草酸更易溶的物质，从而减少尿中草酸钙过饱和，减少尿中草酸钙晶体的析出，阻止尿结石核生长。雌激素能刺激枸橼酸盐的分泌。所以女性尿枸橼酸盐量要比男性多，其尿石症发病率也较男性低。

（7）睾酮：男性肾结石病人睾酮水平升高，睾酮在结石形成中起到重要的作用，能诱导肝肾中葡糖酸氧化酶活性增高，使乙酸盐转换成草酸，使尿中草酸增加；肾结石患者尿睾酮明显高于正常人群，但血睾酮差异性不明显。睾酮能抑制骨桥蛋白分泌，骨桥蛋白是重要的抑石基质成分之一。睾酮可以使钙沉积于骨骼中，降低尿钙。

4. 根据肾结石不同成分特点采用相应临床治疗

（1）含钙肾结石：发病率最高，大于80%。其中约20%可以找到明确病因，如输尿管肾盂连接部狭窄、多囊肾、肾小管酸中毒、甲状旁腺功能亢进等；另80%的病例，如果多次检查其24小时尿液尿酸、草酸、枸橼酸、胱氨酸、pH、钙、磷、镁等，均可发现异常，可以通过饮食和药物防治。

（2）感染性结石：约9.5%，应加强抗感染治疗。

（3）尿酸结石：约7.2%，应予枸橼酸钾碱化尿液。

（4）胱氨酸结石：1~3%，宜碳酸氢钠和THAM-E局部灌注溶石，口服药物效果不好。

5. 低枸橼酸尿症的治疗

24小时尿枸橼酸排泄量小于320mg，称低枸橼酸尿症。有超过55%的含钙尿石症患者尿的枸橼酸分泌量明显低于正常，即使在没有其他代谢异常的结石患者中，也有48%的病例尿中枸橼酸偏低，说明由于肾性或其他原因所致的低枸橼酸尿是形成结石的原因之一。影响枸橼酸分泌的因素很多，碱血症、甲状旁腺激素和维生素D能够增加尿枸橼酸的分泌；而酸血症、低钾和尿路感染能够降低枸橼酸的排泄。酸碱平衡对尿枸橼酸排泄影响最大，酸中毒时，通过增加尿枸橼酸的再吸收及减少枸橼酸的体内合成而降低尿枸橼酸，这一机制可以解释肾小管酸中毒、肠源性高草酸尿症、低钾血症及高动物蛋白摄入时的低枸橼酸尿症。对于低枸橼酸尿或低枸橼酸尿合并其他代谢改变导致的结石，可以用枸橼酸钾合并其他药物治疗。

6. 低镁尿症的治疗

镁可以与草酸形成可溶性的复合物，减少草酸钙的晶体形成和生长。长期应用镁剂可以通过抑制肾小管重吸收枸橼酸的作用，提高尿枸橼酸，增加尿对结石形成的抑制活性。低镁能促进草酸钙结石形成，但也有学者认为主要是镁/钙比值的降低，促进了结石的形成，对于低镁尿症或尿镁/钙比值降低的钙石病人，可给予镁剂治疗。

枸橼酸钾和镁制剂在预防尿石症中的作用明确，研究显示枸橼酸能够与钙结合形成螯合物，减少钙吸收和降低尿钙水平；同时枸橼酸是尿液中含钙结石形成的抑制物，抑制尿液中草酸钙晶体的成核、生长和聚集；枸橼酸在体内代谢后还能碱化尿液，增加成石盐晶体的溶解度，减少结石的形成。镁可以与草酸形成可溶性的复合物，减少草酸钙的晶体形成和生长；镁/钙比值的增加，能够减少结石的形成。因此枸橼酸钾和镁制剂对高钙尿症、高草酸尿症、高尿酸尿症、低枸橼酸尿症、低镁尿症和高胱氨酸尿症都有一定的治疗作用，因此服用枸橼酸钾和镁制剂能够减少手术后患者新结石的形成。

7. 根据"结石体质"采用相应治疗

依据中华中医药学会《中医体质分类与判定》，将体质分为平和质、气虚质、阳虚质、阴虚质、痰湿质、湿热质、瘀血质、气郁质、特禀质9个类型。

体质是对个体身心特性的概括，是由遗传性和获得性因素所决定的，表现在结构、生理功能和心理活动方面综合的相对稳定的特性反映。它影响人体对自然、社会环境的适应能力和对疾病的抵抗力；同时决定人体对于某些病因和疾病的易感性，以及产生病变的类型与疾病传变转归都具有某种倾向性。

研究表明泌尿系结石患者男性多于女性，年龄段以中年为主。男性患者以湿热质为主，而女性患者则以痰湿质、湿热质为主。随着年龄的增大，痰湿质、阴虚质、气虚质及兼夹体质者呈增多趋势。饮水习惯是影响结石发病的一个重要因素。

常见的泌尿系结石成分与中医体质存在一定的相关性。临床上最常见的结石成分为二水磷酸氢钙、一水草酸钙。研究表明，二水磷酸氢钙、一水草酸钙结石患者偏向痰湿质，当健脾化痰除湿，用茯苓、陈皮、半夏、白术、薏苡仁等药。含感染性结石成分的结石患者偏向湿热质，宜透化湿以散热，可于泻火解毒之剂中加用茵陈、防风、藿香等品，通利化湿以泻热，在清热化湿的同时佐以通利之淡竹叶、木通、白茅根使热从下泻。湿热质患者在增加饮水的同时，注意宣透化湿，保持排便通畅。阴虚质的结石患者利尿时就必须结合体质，根据主症、次症等，适量地增加滋阴清热之品，患者亦需大量饮水，这样才能提高疗效。对于气虚质患者，利水时可能就不需要大量饮水，因为气虚患者往往有寒湿内饮之患，大量饮水反而会增加水液的潴留，不利于膀胱气化，小便反而减少。

8. 单味排石药物作用

（1）金钱草：化学成分主要为黄酮类、多糖、鞣质、甾醇、氨基酸、胆碱、氯化钾等，对尿路结石的主要成分——一水草酸钙的结晶有抑制作用，且抑制作用随浓度的增加而增强。而且金钱草还可通过调节尿液 pH 致其偏酸，进一步来消融在碱性环境中才能存在的结石，减缓一水草酸钙生长速度，减少晶体堆积的水平，抑制结石生长，扩张输尿管。

金钱草排石的作用机制：①利尿作用；②通过对 Ca^{2+} 的络合作用和对草酸根的氢键作用，减少尿液中草酸钙的过饱和度，抑制草酸钙晶体生长；③降低血清尿酸水平；④抗炎镇痛作用；⑤金钱草醇提液和所含的氯化钾能扩张输尿管；⑥抗氧化作用，抑制自由基形成；⑦肾保护作用。

（2）海金沙：抑制肾组织草酸钙结晶的形成，降低肾组织草酸和钙含量，可以促进尿液排泄，促进输尿管的蠕动，并明显增加输尿管上段的压力。

（3）鸡内金：含有一种特殊的成分——多酚生物碱，矿物质与其接触可发生"碱化反应"而崩解。研究发现，鸡内金、核桃仁、蜂蜜合用具有化坚消石之功，同时还能有效促进结石排出，消除尿路炎症，解除肾绞痛。

（4）郁金：用以治肝胆或泌尿系结石有效，能扩张平滑肌，有利于异物排出，同时止痛。

以上是临床常用的"四金"药物，可根据病情酌情加减，如利水逐饮加葶苈子、牵牛子，淡渗利湿加猪苓、泽泻、茯苓，行气止痛加白芍、枳壳、厚朴、延胡索、川楝子，凉血止血加大蓟、白茅根。

（5）泽泻、夏枯草：多研究表明泽泻、夏枯草有机溶剂提取物可减少肾组织草酸钙晶体的形成。

（6）玉米须：提取液中的有机酸或多糖的羟基等通过配位作用可与 Ca^{2+} 结合形成可溶性化合物。

（7）肾茶：又名猫须草，为唇形科肾茶属多年生草本植物，具有清热祛湿、排石利水的功效，被誉为"国际利水化石药"。研究发现，肾茶提取物可能通过降低尿液草酸钙浓度，抑制草酸钙结晶在肾脏沉积。

（8）牵牛子：《药鉴》载："破癥瘕痰癖，除壅滞气急，通十二水道。病形与症俱实者。""同乌药则入气分，随大黄则侵血分。"《雷公药性赋》："不可久服，否则令人瘦。"牵牛子治疗脾实证、肥胖、便秘、结石。泌尿系结石大部分情况也是全身代谢综合征的其中一种表现。验方：牵牛子60g，制何首乌、白芥子、川桂枝、泽泻、防己各10g。

（9）生硫磺：纯阳，解五金之毒，在肠道内直接与钙形成不溶性物质。防止钙与草酸结合经肾代谢形成结石。

（10）核桃仁：结石可以是肾虚的表现，表示肾排出毒素功能减退。核桃仁有补肾作用，现代研究其机理是酸化尿液以调节酸碱值，使磷酸镁胺结石、草酸钙结石之类在酸性环境中无以生存。服法：核桃仁12g，每日二次，嚼服。

（11）乌梅：有很强的抗菌作用，用于尿路感染导致的磷酸铵镁结石。验方：乌梅、黄牛角粉，用黄酒、米醋送服，用于草酸钙结石。

9. 古籍记载

（1）《三家医案合刻》："男子血淋成块，尿出痛……用虎杖散法（虎杖散：虎杖、桂心、当归、赤芍、天雄、桃仁、川芎、枳实、羌活、防风、秦艽、木香、白芍）。服五六日痛减血少，晨溺尚有血丝，此随窍中有未尽之败浊，宜通不宜涩。人中白、琥珀、沉香、白牵牛、川柏。"

（2）《医学衷中参西录》："膀胱暗生内热，内热与瘀滞煎熬，久而结成砂石，杜塞溺道，疼楚异常。其结之小者，可用药化之，若大如桃、杏核以上者，不易化矣。砂淋丸：生鸡内金、生黄、知母、生杭芍、硼砂、朴硝、硝石。"

第六章
骨相关疾病

1. 概念

肾藏精，主骨生髓，补肾壮骨可以用来治疗骨相关疾病，调节骨代谢和机体免疫状态。补肾壮骨法主要用于治疗骨质疏松（OP）和骨软化症、骨关节病、骨关节炎（OA）、免疫功能低下、肿瘤。

2. 生理病理

骨骼不仅仅是肌肉和肌腱赖以附着的作为运动基础的硬框架，还是一个易于受钙调激素控制的矿物质库，钙调激素包括维生素 D 及其受体、PTH、RH、E_2，和胰岛素样生长因子（IGF-1）等。

（1）钙和 PTH：血液中钙离子对维持细胞稳定性具有重要作用。由于老年人小肠钙吸收能力缓慢下降，进入钙快速丢失期，在肾功能生理性下降等因素的作用下，血钙水平下降引起 PTH 分泌增加。PTH 的功能是维持血钙水平的稳定，通过将骨盐中的钙最终转运至细胞外，进入血液，同时抑制成骨细胞活动，刺激破骨细胞活性，从而使骨质溶解，减少钙盐在骨中沉积，最终保证了血钙浓度，却导致了骨质疏松（OP）。

（2）维生素 D：参与钙磷代谢，促进骨骼对钙磷的吸收。维生素 D 主要来源于皮肤、食物、日光照射，在肝脏转化为 $25-(OH)_2-D_3$，

在肾脏转化为 $1,25-(OH)_2-D_3$。其中 $25-(OH)_2-D_3$ 在血清中含量最多、最稳定，$1,25-(OH)_2-D_3$ 是维生素 D 的生物活性形式，通过与维生素 D 受体（VDR）结合发挥作用。三个步骤缺陷都能导致钙吸收不良、骨吸收钙能力减弱，形成骨质疏松。低维生素 D 水平反馈性导致代偿性 PTH 水平升高，进一步增加 OP 症患者骨折的发生风险。

维生素 D 除了经典的钙磷调控、促进骨代谢作用外，还有抗炎、免疫调节等类激素内分泌功能。维生素 D 通过结合其广泛分布于人体全身各器官组织的受体 VDR 发挥作用。VDR 大量分布于小肠上皮细胞、肾小管上皮细胞、甲状旁腺角质细胞、乳腺上皮细胞、胰岛细胞、脑垂体、骨骼（成骨细胞和软骨细胞）、免疫系统（单核细胞、巨噬细胞和 T 细胞）和生殖系统（睾丸前列腺）。然而 VDR 含量最高的器官仍然是小肠、肾脏、甲状旁腺和骨骼，且很多组织如皮肤、前列腺、乳腺等自身含有维生素 D 活化过程所需的 CYP27A1，这些酶的活性为底物依赖性，因此一定水平的 $25-(OH)_2-D_3$ 对于组织细胞功能至关重要。

维生素 D 缺乏在我国非常多见，约有 60% 的人群缺乏。在骨质疏松症的临床诊治过程中，应重视普遍存在的维生素 D 缺乏的现象。治疗骨质疏松症应该先纠正维生素 D 缺乏，将血清 $25-(OH)_2-D_3$ 水平维持在 >30ng/mL；应用双膦酸盐类药物前，为了预防可能出现的肌肉抽搐，应先将 $25-(OH)_2-D_3$ 水平升高至 20ng/mL 以上，然后再启动双膦酸盐类药物治疗。

严重的维生素 D 缺乏或 VDR 缺乏可以导致肿瘤的发生。多数研究显示，低血清 $25-(OH)_2-D_3$ 与结直肠癌、乳腺癌、胰腺癌和前列腺癌的发生关系密切。研究表明，每日摄取维生素 D1000IU，可降低结肠癌和乳腺癌 50% 的发生概率，男性每日摄入 400IU 维生素 D

可大幅度降低胰腺癌、食道癌、非霍奇金淋巴瘤发病率。孩子每日摄取维生素 D2000IU，患 I 型糖尿病概率下降80%。

（3）$1,25-(OH)_2-D_3$：是 $25-(OH)_2-D_3$ 在肾脏形成的，除调节钙磷代谢外，还能与受体结合后，修饰上千种基因的转录，直接或间接地影响细胞增殖、分化和凋亡以及抗菌肽和肾素的产生，进而影响钙的稳态平衡，导致各种癌症、自身免疫性疾病、感染性疾病、1 型糖尿病和心血管疾病的发生。

$1,25-(OH)_2-D_3$ 的具体作用：①免疫抑制作用：一种是通过 VDR 介导，直接导致 CD_4/CD_8 的下降，另一种是通过抑制原单核细胞增殖并间接刺激单核细胞分化，向有吞噬作用的巨噬细胞转化。因此，$1,25-(OH)_2-D_3$ 对防治自身免疫性脑脊髓炎、类风湿关节炎、多发性硬化症、1 型糖尿病和炎性肠病等均有一定疗效。②降低血压：改善心肌肥厚，降低 RAAS 活性。实验证明，VDR 基因敲除的小鼠出现 RAS 活性增高、高血压、心肌肥厚、饮水增多等现象。③促 IGF-1：$1,25-(OH)2-D3$ 还可通过上调 IGF-1 受体的表达，增强 IGF-1 的生物学作用；减少胰岛 B 细胞内的钙离子浓度，调节胰岛素的分泌和释放，从而改善胰岛素的敏感性。④抗肿瘤：$1,25-(OH)_2-D_3$ 除了与 VDR 结合影响肿瘤细胞的生长、增殖、分化和凋亡信号途径外，还能通过干扰肿瘤细胞的其他生物学过程抑制肿瘤的生长，$1,25-(OH)_2-D_3$ 能通过激活相关的分子信号通路（如 MEK 信号通路等）促进肿瘤细胞凋亡，研究表明，$1,25-(OH)_2-D_3$ 可使移植于小鼠内的肉瘤细胞体积缩小，使移植于小鼠体内的结肠癌和黑色素瘤的生长受到明显抑制。$1,25-(OH)_2-D_3$ 对原发性乳腺癌、肺癌、结肠癌、骨髓肿瘤细胞等均有抑制作用。此外，$1,25-(OH)_2-D_3$ 还能加速巨噬细胞释放肿瘤坏死因子，而后者具有广泛的抗肿瘤效应。$1,25-(OH)_2-D_3$能通过多种机制发挥其化疗增敏作用，使用具有基因毒性的化疗药物能进一步增强其促肿瘤细胞凋亡的作用。

（4）雌激素：骨关节炎是中老年人常见的关节软骨非炎症性退行性病变，又称之为退行性关节炎。骨关节炎的病理变化与多种炎性细胞因子和软骨降解蛋白酶密切相关。软骨细胞能够释放促炎细胞因子，如$TNF-\alpha$、$IL-1\beta$等，这些炎性因子可以通过一系列信号通路对软骨产生破坏作用。关节软骨没有血管、神经分布，因此关节液是其主要的营养来源。关节液中的雌激素水平与全身血液中的雌激素水平呈正相关。雌激素调节骨代谢的必由途径是与ER结合。ER具有转录因子调控基因转录作用，对维持骨形成和骨吸收二者之间的平衡具有重要作用。雌激素与骨细胞内ER结合后，直接刺激成骨细胞的增殖及分化，增加骨骼内钙盐及磷酸盐的沉积，促进骨组织的合成，并抑制破骨细胞的功能，抑制骨吸收。

雌激素可以通过下丘脑-垂体-肾上腺轴的作用，加快肾上腺皮质对糖皮质激素的分泌，而内源性糖皮质激素可以抑制$IL-1\beta$与$TNF-\alpha$等细胞因子的活性，使雌激素间接保护了软骨细胞。促炎细胞因子能激活关节软骨细胞诱导产生氮氧化合成酶（iNOS），iNOS在软骨细胞的增殖和软骨内成骨生成过程中起到重要作用。雌激素还通过结合ER抑制NF-kB通路激活抑制滑膜细胞释放炎性介质，从而中断炎症的正反馈作用，对滑膜起到保护作用。因此通过外周增加雌激素，同时影响到关节液中的雌激素，可以通过抑制炎性因子活性，来调节软骨的分解与合成的平衡，保护软骨细胞。

（5）IGF-1：刺激骨基质的合成和成骨细胞的复制，使骨胶原形成增多，抑制骨胶原蛋白酶，减少骨胶原降解.

3. 胃肠内分泌激素与骨代谢

参与骨代谢调节的胃肠内分泌激素主要包括 CGRP、SP、VIP、NPY、生长激素（GH）等，胃肠内分泌激素在骨组织中所起的作用主要集中在对血流量和骨细胞代谢两个方面的调节上。

（1）CGRP 的作用：①作为血管扩张剂参与骨局部血流的生理调节；②刺激成骨细胞促进骨生长，诱导成骨细胞增殖和骨形成；③抑制破骨细胞减少骨吸收，维持骨的正常生理。有研究显示，在小鼠肺泡巨噬细胞与小鼠颅骨成骨细胞经 $1, 25-(OH)_2-D_3$ 诱导及共同培养下，CGRP 能促进成骨细胞形成和抑制破骨细胞形成。这说明 $1, 25-(OH)_2-D_3$ 和 CGRP 有促进骨愈合的协同、协调关系。

（2）SP：是骨干细胞有丝分裂和/或骨细胞功能作用局部调节的重要因子，参与骨重建过程。SP 还参与许多生理和病理过程，包括血管扩张、渗出、平滑肌收缩、疼痛传输和血管生成，在骨关节炎和骨软化病中起到作用。

（3）VIP：刺激骨吸收，抑制破骨细胞。VIP 被发现可刺激成骨细胞活性及与骨矿化相关的碱性磷酸酶（ALP）mRNA 的表达。研究表明，$1, 25-(OH)_2-D_3$ 可诱导 VIP 抑制破骨细胞形成。

（4）NPY：与去甲肾上腺素是强有力的血管收缩剂，共同调节骨组织的血流量。NPY 还可以通过激素影响成骨细胞活性，从而降低骨转化。但高水平的 NPY 可能与心脑血管系统疾病（如心绞痛、心力衰竭、脑出血等）的发生发展有关。

（5）GH：是促进细胞发育、生长、分化、增殖的重要激素，控制着多种生长因子的分泌，包括刺激肝脏产生和分泌 IGF-1。

4. 补肾壮骨治疗的机制

（1）直接补充钙、胆固醇以转换维生素 D，通过进食骨汤、动物内脏、鱼甘油等，有利于脂溶性维生素 D 的吸收。

当胃肠功能下降时，其消化吸收能力亦受影响，食物通过肠道的时间缩短，或者胃肠病变导致肠壁上转运通路减少，相应受体数量不足，即使有足够的钙磷及 $1,25-(OH)_2-D_3$ 也不能发挥其生物学作用，总体上使食物中的钙磷无法入血，血钙水平下降，骨骼合成不足。当血钙含量低到一定范围时，骨吸收加速，促使骨骼中的骨钙释放入血，最终导致骨质疏松，维持血中的钙浓度以保证人体的正常生命活动。临床发现，25%~70% 的炎症性肠病患者容易伴发骨质疏松，研究发现上述肠病病人较正常人的骨皮质厚度正常均数至少少一个标准差。另有发现，部分胃切除患者中有 40% 会发生骨质疏松。

脾主肌肉，若脾气亏虚，则水谷精气不能荣养四肢，筋骨肌肉皆无气以生，以致四肢不用，下肢困重倦怠乏力。由此可见，后天之本脾胃对于先天之本肾的滋养作用。对于骨质疏松的治疗上用补肾加健脾的中药比单纯用补肾或者健脾的中药效果更好。

（2）增加 $25-(OH)_2-D_3$、$1,25-(OH)_2-D_3$：研究显示滋补肝肾、补肾壮骨中药能够提升血液 $25-(OH)_2-D_3$ 和 $1,25-(OH)_2-D_3$ 水平，进而通过对下丘脑-垂体-维生素 D 轴的调节发挥相应的功效，如降压、调控血糖、抑制肿瘤、改善骨密度和增加骨强度。宜采用虎潜丸、右归丸、二仙汤等分别加减。

（3）增加组织中 VDR 的表达：尽管维生素 D 的调节能力十分强大，但这也是在维生素 D 受体浓度正常或是较高的水平下实现的，一旦这种受体的浓度本身很低，则无论维生素 D 的浓度多高，其调节作用都微乎其微。研究显示补肾壮骨中药能够增加成骨细胞 VDR 蛋白、小肠中 VDR-mRNA 的表达。

（4）通过雌激素受体（ER）：何首乌、骨碎补和淫羊藿这三种中药中具有雌激素样作用的物质成分，故他们对 ER 的选择性更强一些；并且它们的激活强弱顺序大致上为淫羊藿>骨碎补>何首乌。

（5）补肾壮骨的中药能通过调节机体下丘脑-垂体-性腺轴的功能，来调节体内性激素水平，促进骨形成，抑制骨吸收，抑制骨细胞流失，抑制关节腔内炎性因子释放，治疗骨质疏松症和骨关节炎。随年龄老化，GH、IGF-1 同时下降，研究显示，补肾中药可能通过调节下丘脑促性腺激素释放激素（GnRH）及其相关神经递质 NE、多巴胺（DA）和 NPY 的合成与释放，升高 GH、IGF-1，改善骨质疏松。中医学认为肾是性命之根本，肾精的盛衰与骨的强壮衰弱密切相关。

强骨胶囊主要成分是骨碎补总黄酮，骨疏康颗粒的主要成分包括黄芪、骨碎补、熟地黄及淫羊藿，仙灵骨葆胶囊由淫羊藿、续断、丹参、知母、补骨脂、熟地黄组成，补肾壮骨冲剂由生地黄、山药、山茱萸、泽泻、茯苓、肉桂、淫羊藿、鹿角胶、龟甲、巴戟天、骨碎补、三棱、水蛭等药物组成。以上几种常用药物的主要成分都均含有补肾阳的药物，能调节下丘脑释放 GnRH，如淫羊藿、骨碎补、补骨脂、杜仲、巴戟天等，可强身健骨，滋补肝肾，填补肾精，促进元气充盛，肾精得养。在补肾法核心治疗的基础上，辅以活血化瘀已经成为骨质疏松的常用治法。

（6）补肾壮骨中药通过不同的信号通路途径既作用于成骨细胞，促进骨形成，又作用于破骨细胞，抑制骨吸收，达到治疗骨质疏松症的目的，如补骨脂、续断、杜仲、牛膝等。

5. 古籍记载

（1）《太平圣惠方》仙灵脾散：淫羊藿、天雄、麻黄、天麻、虎胫骨、防风、羌活、槟榔、牛膝、川芎、五加皮、丹参、桂心、萆薢、石斛、当归。

（2）《太平惠民和剂局方》骨碎补丸：骨碎补、白附子、肉苁蓉、牛膝、威灵仙、乌头、半夏、自然铜、荆芥穗、地龙、没药、砂仁。

（3）《外科真诠》顾步汤：黄芪、熟地黄、肉桂、知母、黄柏、当归、虎胫骨（狗骨代）、干姜、牛膝、金银花。

上述防己均可治疗治疗肝肾两虚，走痠疼痛，腰脊痛，脚膝软弱，不能行立，发堕齿槁，或筋脉拘挛，头面浮肿。

第七章
风湿免疫性疾病

1. 概念

人体免疫功能分为细胞免疫和体液免疫，免疫失衡、低下或缺陷，会导致细菌、病毒感染甚至癌症的发生；当免疫亢进或升高，会出现过敏性疾病，如风湿性关节炎、类风湿关节炎、白塞综合征、干燥综合征、红斑狼疮等。

参与细胞免疫功能的器官和细胞有胸腺、T 淋巴细胞、巨噬细胞、NK 细胞、LAK 细胞和细胞因子等；参与体液免疫功能的器官与细胞有脾脏、B 淋巴细胞、补体、免疫复合物等。

西医多以"激素+免疫调节药物+对症治疗"控制疾病发展。中医认为免疫性疾病属热、湿、瘀、痹、虚或虚实夹杂。初期清血分之热；中期活血化瘀，软坚散结；中晚期补益脾肾。免疫功能出现缺陷，可应用紫草、白花蛇舌草、白英等免疫调节药物，禁止长期使用妨碍肝肾药物。

中药可以通过下丘脑-垂体-胸腺轴起作用，也可以益气健脾，补骨生髓，通过脾脏、骨髓增加血液红细胞、淋巴细胞的免疫功能，通过清除炎性因子、淋巴细胞浸润、清除免疫复合体起作用。

2. 胃肠神经内分泌系统与免疫、红细胞与免疫

（1）胃肠神经内分泌系统影响免疫：①下丘脑-垂体-肾上腺皮质-胸腺轴（HPAT）轴。低肾上腺皮质激素水平可增加胸腺质量，增加淋巴细胞活性。皮质醇（CS）能够抑制 IL-2、IFN-γ 的生成，使 T 细胞、NK 细胞活性下降。CS 对细胞免疫和体液免疫具有一定的抑制作用。HPA 轴功能不足也会导致免疫功能缺陷。现代研究表明，类风湿关节炎（RA）内源性皮质醇产生不足，HPA 轴功能不足。②下丘脑-垂体-性腺-胸腺轴（HPGT）轴。低性激素水平可增加胸腺质量，增加淋巴细胞活性。睾丸或卵巢摘除后胸腺增生。正常水平的 PRL 能够促进免疫细胞增殖，过高则抑制免疫功能。垂体瘤所致的高 PRL 血症患者 T 细胞产生 IL-2 的能力降低。雄激素可以刺激 T 细胞的活性，加快循环免疫复合物的清除。现代研究表明，RA 患者性激素无明显变化，ER 明显升高，AR 明显降低。目前多数报道认为，PRL 水平与红斑狼疮（SLE）活动性呈正相关。③物质（SP）和 B-内啡肽。SP 能刺激脾脏 T 细胞产生 IL-2，参与调节多种免疫细胞发挥炎性效应。B-内啡肽抑制免疫细胞释放 IL-2 和 IL-2 受体的表达，使 T 细胞增殖反应受损，抗体生成减少。④交感神经系统通过其支配免疫器官、组织、细胞的神经末梢释放去甲肾上腺素及 NPY，对炎症反应起全身性和区域性调控作用。NPY 对炎症因子的调节具有双相性，一方面，NPY 能够抑制 LPS 引起的巨噬细胞炎性因子 TNF-α、IL-1β、IL-6 以及前列腺素 E2 的产生；另一方面，NPY 能够促进晚期炎症因子 HMGB1 的分泌。

（2）免疫影响胃肠内分泌：①细胞因子如 TNF 可直接作用于中枢、垂体、靶器官。②免疫器官产生的神经内分泌激素如 ACTH、TSH、GH、PRL、NPY、AVP、VIP、SS、SP、LH、FSH 等直接参

与神经内分泌调节。在炎症局部，外周神经末梢释放的神经肽具有促炎作用，如皮质激素释放激素、P 物质，可通过促进炎性因子生成、血管扩张、通透性增加、白细胞渗出而增强炎症反应，以利于病原微生物的清除。也有一些神经肽具有抗炎作用，如血管活性肠肽（VIP）、尿皮质素、肾上腺髓质素、α 黑素细胞刺激素（α-MSH）等，它们在有炎症或抗原刺激时，发挥抗炎作用。包括：a. 抑制巨噬细胞的黏附、迁移和吞噬活性，诱导巨噬细胞凋亡；b. 抑制肥大细胞脱颗粒；c. 抑制活化的巨噬细胞和小胶质细胞生成氧自由基、一氧化氮、前列腺素 E2、炎性细胞因子（TNF-α、IL-1β、IL-6 和 IL-12）、趋化因子以及 HMGB1；d. 促进抗炎细胞因子生成。③外源性糖皮质激素可以负反馈性抑制 HPT 轴，使肾上腺、胸腺萎缩，T 淋巴细胞反应增殖和 NK 细胞吞噬功能下降，免疫功能下降，导致体重下降、饮水减少。

（3）红细胞具有重要的免疫功能，能够识别和储存抗原，黏附、清除免疫复合体，增加 T 细胞和 NK 细胞活性。红细胞 C3b 受体花环（RBC-C3bRR）能证明红细胞黏附能力的强弱，同时红细胞调节各种细胞因子的生成。补脾治疗能够增加红细胞黏附能力。

3. 以骨关节炎为例说明免疫发生、免疫炎性因子的关系

骨关节炎（OA）是中老年人常见的关节软骨非炎症性退行性病变，又称之为退行性关节炎。本病以关节软骨破坏为特征，临床主要表现为关节肿胀、疼痛、活动受限，严重者可出现关节畸形，其发病率仅次于心血管疾病。以膝骨关节病为例，它不仅是过度负重、生物力学失稳、关节磨损造成的，同时诱发的滑膜免疫疾病，也是关节软骨、关节滑膜、软骨下骨三方面变化的结果，包括半月板病变。

一旦关节软骨发生退化，细胞外基质被破坏，碎片脱落进入关节，与滑膜接触，就会激活滑膜固有免疫应答，随后滑膜细胞产生炎性介质释放进入滑液。这些介质激活关节软骨表面的软骨细胞能导致金属蛋白酶合成，促进软骨退化，同时这些介质能够诱发滑膜血管生成，使滑膜细胞自身炎性因子和基质金属蛋白酶合成增加，进一步破坏关节内稳态，形成恶性循环，使关节软骨破坏持续加重。

骨关节炎的病理变化与多种炎性细胞因子和软骨降解蛋白酶密切相关，主要有 T 淋巴细胞等炎症细胞浸润及分泌的大量炎症细胞因子如 IL-1、IL-6、IL-8、IL-13、新喋呤、TNF、P 物质、VIP 和神经肽 Y 等。其中 IL-1 是骨关节炎发病中的关键因素，其能够引起滑膜炎症反应及诱导关节软骨细胞的凋亡。

另外，基质金属蛋白酶-3（MMP-3）和金属蛋白酶组织抑制剂-1（TIMP-1）参与调控关节软骨基质的分解与合成代谢过程，其中 MMP-3 对关节软骨基质中的蛋白多糖具有高度的裂解活性，TIMP-1 是 MMP-3 的特异性抑制剂，如果两者含量失衡则软骨基质中蛋白分解酶的活性增高，从而导致关节软骨崩解，发生相应病理改变。我们可以将这两种因子看作微观世界的阴阳，作为辨证施治的根据和观察疗效的指标。有研究显示湿热型骨关节炎关节腔内 MMP-3、TNF-α 的含量高于寒湿证型。

红细胞具有免疫功能，在清除机体免疫复合物中有重要作用。骨关节炎患者的红细胞代谢能力发生改变，C3b 受体数量减少，导致红细胞 C3b 受体花环（RBC-C3bRR）降低。同时由于 C3b 受体活力降低，使得红细胞清除免疫复合物的能力减弱，故而红细胞免疫复合物花环（RBC-ICR）代偿性增高。骨关节炎患者的红细胞免疫功能显著下降，且患者的病情越重，RBC-C3bRR 越低，RBC-ICR

则越高。

4. 关节炎的西医治疗

（1）拮抗炎性因子：非甾体消炎镇痛药，消除炎性渗出，止痛，但没有针对病因的治疗。

（2）糖皮质激素类药物：在临床应用较为广泛，具有快速、强大而非特异性的抗炎作用，是机体应激状态最重要的激素。糖皮质激素在炎症早期，可以抑制毛细血管扩张，减轻炎性渗出，抑制白细胞的浸润和吞噬，从而减轻炎症症状。在炎症后期，抑制细胞的增生和肉芽组织的生成从而减弱瘢痕形成，保护组织正常功能。应用于 KOA，可以达到止痛、减轻症状和改善膝关节活动的效果。但是，因其可以导致的小血管抑制作用，可造成软骨营养障碍，降低软骨硬度，并可诱导软骨细胞发生变性改变，甚至累及软骨下骨，长期可导致骨量丢失、软骨退变加速甚至骨坏死等副反应。

（3）胺糖类药物可降低关节腔内炎性因子含量，抑制瘢痕组织形成，促进关节滑膜细胞的分泌作用，减缓软骨的破坏进程，从而达到减轻疼痛、改善关节功能的治疗效果。但该类药物长期服用有过敏、腹泻、肝肾毒性等副作用。

5. 中药治疗免疫性疾病的现代研究

（1）活化 T 淋巴细胞、增加胸腺重量的中药有党参、当归、黄精、何首乌、巴戟天、肉苁蓉、龟甲、墨旱莲，莪术、莲子、沙苑子、桑螵蛸、蜂房、蚂蚁；减轻胸腺重量的中药有北沙参、茯苓、干姜、半枝莲、蝉蜕、冬虫夏草、甘遂、赤石脂。

（2）提高 T 淋巴细胞功能的中药有白花蛇舌草、鱼腥草、板蓝根、茵陈、莪术、地榆、陈皮、白茅根、黄芪、太子参、地黄、山药、何首乌、南沙参、桑椹、桑寄生、墨旱莲、杜仲、鹿茸、仙茅、牡蛎、香薷、车前子、附子、麝香、珍珠母；抑制 T 淋巴细胞功能的中药有土茯苓、木瓜、泽泻、红花、决明子、豨莶草、陈皮、丹参、冬虫夏草、北沙参。

（3）提高巨噬细胞活力的中药有石膏、黄连、龙胆、牡丹皮、野菊花、蒲公英、牛黄、大青叶、莪术、白茅根、北沙参、地黄、麦冬、石斛、玉竹、鹿茸、肉苁蓉、仙茅、淫羊藿、杜仲、菟丝子、蛤蚧、补骨脂、冬虫夏草、柴胡、大黄、蛇床子、全蝎、海藻、酸枣仁、桔梗、肉桂、牛蒡子；抑制巨噬细胞活力的中药有苍耳子、蝉蜕、垂盆草、木瓜、红花、丹参、忍冬藤、甘草。

（4）B 淋巴细胞可分化为免疫球蛋白 G、A、M、E、D。提高免疫球蛋白的中药有天花粉、山豆根、白英、薏苡仁、附子、牛膝、海藻、天麻、蜈蚣、罗布麻、麝香，人参、黄芪、白术、山药、天冬、何首乌、冬虫夏草、龟甲；降低免疫球蛋白的中药有牡丹皮、秦皮、木瓜、红花、珍珠母、南沙参、桃仁。B 淋巴细胞作为抗体和补体，与抗原结合为免疫复合物，沉积在病灶处，使疾病难于痊愈。能降低免疫复合物的有柴胡、海藻、丹参；促进免疫复合物生成的有天花粉。

（5）提高自然杀伤细胞（NK）活性的中药有柴胡、薏苡仁、猪苓、牛膝、当归、阿胶、鸡血藤、冬虫夏草、牡蛎；抑制 NK 细胞活性的中药有牡丹皮。

（6）免疫复合物中的 IgE 及淋巴因子中的皮肤反应因子会引发过敏反应，呼吸道、皮肤、肠道等过敏性疾病均与之有关。抗过敏的中药有麻黄、生姜、苏叶、荆芥、防风、辛夷、黄芩、苦参、山豆根、威灵仙、防己、徐长卿、枳实、沉香、厚朴、细辛、郁金、麦冬、灵芝。三七、枸杞子、半枝莲、海蛤壳、忍冬藤、地黄、细辛、地龙、白芍、大黄、芦荟对免疫功能具有双向调节作用。麻杏石甘汤能抑制肥大细胞脱颗粒，抑制肠管组胺释放。

6. 以关节炎为例说明风湿免疫性疾病的中医治疗

（1）中医药一方面通过清热或祛寒、活血化瘀通络抑制急性期炎症因子释放，调节胃肠神经内分泌激素水平，调节 MMP-3/TIMP-1 比例。研究显示，乌头汤治疗骨关节炎的通路主要有 TNF-α 信号通路、血管内皮生长因子信号通路、破骨细胞分化信号通路、NF-κB 信号通路、Toll 样受体信号通路、甲状腺激素信号通路及雌激素信号通路。研究显示活血化瘀药物能够改善膝关节腔内 MMP-3/TIMP-1 比例。另一方面，中医药通过补益肝肾增加红细胞免疫复合物清除能力，改善关节炎和消化症状。研究显示补肾阳药物能够增加红细胞免疫复合物清除能力。

常用药物：乌头、马钱子、细辛、麻黄、白芥子、补骨脂、骨碎补、藤类药物。这些药物多见于阳和汤、《金匮要略》中桂甘姜枣麻辛附汤、乌头汤、桂枝芍药知母汤，还有《备急千金药方》中的乌头汤，还有薏苡仁汤，多为麻黄、乌头、细辛的不同组合。

在免疫系统疾病的不同时期，应选择不同的理法方药。中医治疗风湿免疫系统疾病偏爱加用藤类药物，《本草纲目》记载："藤类药物以其轻灵，易通利关节而达四肢。"故在疾病不同时期，应根据疾病的寒热、药物属性，分别加用特色的藤类药物治疗。

急性期：对抗急性炎症反应，抑制非特异性免疫反应，西药以激素为主，热证用石膏知母桂枝汤加减，寒证用薏苡仁汤加乌头、麻黄、马钱子；秦艽祛风湿，舒筋络，退虚热，性味辛、苦、平，寒热证均可配伍使用；关节渗出性改变，关节腔积液，宜祛湿，用防己、木瓜、五加皮；还可选用雷公藤、清风藤、大血藤、忍冬藤、络石藤（热痹）、海风藤、天仙藤（寒痹）等。

恢复期或迁延期：应抑制炎性因子、特异性免疫反应，宜用非甾体镇痛消炎药，中药选用桃红四物汤、温经止痛汤等。活血化瘀药物对免疫系统有双向调节作用，但免疫抑制作用更为明显。在治疗风湿免疫性疾病时，常常使用大剂量活血化瘀药物。四物四藤合剂加减：当归10g，生地黄15g，赤芍10g，川芎10g，鸡血藤15g，海风藤15g，宽筋藤15g，络石藤15g，独活6g，桑寄生15g，地龙6g。

慢性期：抑制自身滑膜特异性免疫反应，这时要恢复红细胞正常免疫功能，清除免疫复合物，恢复骨关节正常环境，以温补肾阳、通络止痛为主。宜用鹿僵散，组方：鹿角霜、僵蚕、附子、补骨脂、黄芪、狗脊、续断、杜仲、仙茅、三七、当归、木瓜、夜交藤、鸡血藤。

从以上可以看出，免疫系统疾病在发病早期免疫亢进时，以祛邪、祛风除湿或滋阴凉血清热为主；发病中期，免疫复合物形成，虚实夹杂，治疗以化痰、活血通络为主；发病日久，损伤肝肾，治疗以补益肝肾、祛邪扶正为主。《内经》："亢则害，承乃制，制则生化。""亢则害"是自我稳定功能的失调，"承乃制"是自我稳定功能正常的表现，免疫功能正常，不会发生免疫系统疾病，就是"制则生化"。

（2）几种风湿免疫性疾病的中医治疗：①红斑狼疮：属湿热证者，可以用犀角地黄汤（犀角用水牛角代）、四妙勇安汤、四妙丸、茵陈蒿汤；阴虚内热者予知柏地黄汤；脏腑虚弱者给予八珍汤。②白塞综合征：阴虚火旺，热毒内蕴，用泻心汤、黄连阿胶汤、龙胆泻肝汤加减。③干燥综合征：湿热郁遏者宜藿朴夏苓汤、三仁汤；肝肾不足者予杞菊地黄丸、桃红四物汤；气虚者宜补中益气汤。④肾炎肾病：急性期属湿热或风热证，予五味消毒饮、银翘散；慢性期，湿气流注，予羌活胜湿汤，若伴有瘀血征象，加丹参、泽兰、红花、益母草、水蛭活血化瘀通络；病程长、迁延不愈者，根据阴虚、阳虚、阴阳两虚、肺肾气虚的不同分别对证治疗。⑤甲状腺炎：急性期属阴虚火旺或热毒壅盛者，予丹栀逍遥丸或普济消毒饮；中期属肝郁痰瘀，予海藻玉壶汤；恢复期属肝肾不足、阴损及阳、正虚邪实者，予肾气丸、贝母瓜蒌散。

7. 古籍记载

（1）《名医类案·卷九·四肢病》："罗谦甫治真定张大，年近三十，素嗜酒，至元辛未夏间，病手指节肿痛，屈伸不利，膝膑亦然，心下痞满，身体沉重，不欲饮食，食即欲吐，面色萎黄，精神减少……宜以大羌活汤主之……上下分散其湿也。"

本案中关节疼痛涉及手指、膝关节，屈伸不利，变形肿胀，符合类风湿关节炎的症状体征，予辛温化湿治疗。

（2）《名医类案·卷八·痛风》："一壮年厚味多怒，秋间于髀枢左右发痛一点，延及膝骭，痛处恶寒，昼静夜剧，口或渴，膈或痞。医用补血及风药，至次年春痛甚，食减形瘦，膝肿如碗，脉弦大颇实，寸涩甚，大率皆数，小便数而短……以酒炒黄柏一两、生甘草梢、犀角屑（今用水牛角代）、盐炒苍术各三钱，川芎二钱，陈皮、牛膝、木通、芍药各五钱……半月后脉减病轻……惟脚痿软……加生地黄五钱，冬加桂枝、茱萸，病遂愈。"

古今"痛风"的含义有所不同，本案描述髋、膝大关节受累疼痛，膝肿大，关节怕凉，易反复，符合风湿性关节炎的症状体征，急性期应利湿清热，活血化瘀，恢复期给予补肾治疗。

（3）《三家医案合刻》："由不得汗，肿从面起，其为风水显然。水不得泄，由肺气郁遏，不得外达，并不得下行而为小便，故遂直走肠间而便溏，所谓不得横，遍转为竖穷，正合卢氏之说也。不从此参究病情，再以寒滑之品，欲从前阴驱之，罔顾其利，斯亦左矣。桂枝、白术、羌活、防风、川芎、独活、桔梗、姜皮、椒目、赤豆。"

古代无"肾炎"诊断，按照症状面肿、尿少、腹泻，辨证为湿气流注于肾，予祛湿补肾法治疗。

（4）《名医类案·卷八·痛风》："一妇体胖，素内热，月经失调，患痛风，下身微肿，痛甚，小便频数，身重脉缓，症属风湿而血虚有热，先用羌活胜湿汤（东垣羌活胜湿汤：羌活、独活、炙甘草、藁本、防风、蔓荆子、川芎、苍术、黄柏，加制附子二分行经）四剂，肿渐愈，用清燥汤数剂，小便渐清，用加味逍遥十余剂，内热渐愈，为饮食停滞，发热仍痛，面目浮肿，用六君子加柴胡、升麻而愈。又因怒气，小腹痞闷，寒热呕吐，此木侮脾土，用前药加山栀、木香而安，惟小腹下坠，似欲去后，此脾气下陷，用补中益气而愈。后因劳役怒气，作呕吐痰，遍身肿痛，月经忽来，寒热，用六君子加柴胡、山栀，以扶元气，清肝火肿痛呕吐悉退，用补中益气以升阳气，健营气，月经寒热渐瘥。"

又一"痛风"案例，伴有液体潴留、下尿路症状，水肿、尿频、气郁、劳累、寒热宜诱发本病，符合风湿热证的发病特点，分别根据不同病机对证施治。

根据风湿免疫类疾病的不同阶段采用不同的治疗方法，可以用中医外科疮疡治疗理论的消、托、补法来解释，因为风湿免疫类疾病符合中医外科疾病内涵，包括溃疡性结肠炎、白塞综合征、牛皮癣，红斑狼疮等；以及在应用激素、免疫抑制剂后出现代谢、免疫功能异常时，可根据病情阶段特点，采用"一消二托三补四温五化"的原则来治疗（温是温通血脉，化是化瘀、化湿）。

第八章
痰与受体

1. 概念

"有形之痰易除，无形之痰难解"。中医的"痰"既是病理产物，又是致病因素。可以说生命中任何不正常的生化反应的代谢产物都与"痰浊"有关。我们这里表述的是"无形之痰"，无形之痰流窜五脏六腑、经络穴位，致诸多怪病顽症，多属本虚标实，具体包括现代医学所讲的人体物质运输、代谢调控、细胞识别、细胞受体方面。细胞表面的各种受体、抗体、酶的活性及细胞膜通透性都关系到"痰浊"。痰浊多发生在自身免疫疾病、精神系统疾病、肿瘤等，具体到甲状腺（瘿瘤病）、乳腺（乳癖）、类风湿关节炎（尪痹）、动脉硬化、高脂血者、高尿酸血症、痛风性关节炎、脂肪肝等都与"痰"密切相关；痰证还见于眩晕、高血压、冠心病、无痛性下壁心肌缺血、糖尿病、中风、脑病、偏头痛、抑郁症、癫痫、认知障碍、不孕、月经病、多囊卵巢综合征（PCOS）、舞蹈病等。

2. 以甲状腺和乳腺疾病为例，简述受体相关现象

甲状腺疾病和乳腺疾病是两种密切相关的疾病，尤其是女性。在中医学中，甲状腺疾病和乳腺疾病是"异病同治"的两种疾病，临床大多均从"痰"、肝经论治。从西医学角度，乳腺和甲状腺都是

激素依赖性器官，均受下丘脑－垂体－腺体轴调控，表现为内分泌激素的变化及相应症状。乳腺癌与甲状腺癌有共同的下游信号传导通路。已经证实甲状腺功能亢进状态可能会增加原发性乳腺癌的发生率；甲状腺癌术后发生乳腺癌、乳腺癌术后发生甲状腺癌的概率比原发性要高。

甲状腺激素的分泌受下丘脑、腺垂体和血浆中甲状腺激素水平的调节，以维持血浆激素水平的动态平衡，与情绪、周围环境密切相关，在寒冷、紧张时分泌。当人遭遇危险而情绪紧张时，首先会刺激下丘脑释放促甲状腺激素释放激素，血液中这一激素浓度的增高会作用于腺垂体促进其释放促甲状腺激素，促甲状腺激素进一步作用于甲状腺，使其腺细胞分泌量增加，即分泌大量的甲状腺激素，增加甲状腺功能或负担，导致甲状腺疾病。

甲状腺疾病可以导致乳腺疾病。过多的甲状腺激素能够降低雌激素对乳房组织 ER 的活性，导致乳腺疾病。相反，甲状腺激素减低、甲状腺功能低下时，乳房上皮组织 ER 可能对雌激素、催乳激素和致癌物趋于敏感，也能导致乳腺疾病。T_4水平低的患者常伴有乳腺癌。

反过来乳腺疾病也可以导致甲状腺疾病。雌激素可以刺激 T 细胞活化，分泌干扰素（IFN-γ），而 IFN-γ 是自身免疫性甲状腺炎的主要致病因子，能诱导甲状腺细胞凋亡和抗甲状腺过氧化物酶抗体（α-TPO）升高，而 α-TPO 也是预示乳腺结节良恶性的指标，乳腺癌患者 α-TPO 阳性比例较正常人明显升高。所以乳腺病变（不论良恶性）发生的激素水平改变，间接影响甲状腺的稳定，使其产生某种相应改变。

甲状腺滤泡基底外侧有膜结合糖蛋白，即钠碘转运体（NIT），该蛋白参与碘进入甲状腺的活性转运。同时，NIS 也存在于泌乳期和大部分乳腺癌患者的乳腺中，是细胞缺碘的一种反应。因此，乳腺和甲状腺一样能主动吸收血液中的碘，对碘有特殊敏感性和需求。补碘和增加吸收碘的能力成为碘治疗乳腺和甲状腺的重要基础。

碘进入人体，要与甲状腺、乳腺过氧化物酶发生化学反应后才能发挥其抑制肿瘤的作用，单纯补碘不一定会发生有效作用，需要自身接受机制。如果不能有效利用碘，过多的碘也会成为负担。补碘过多和碘缺乏都能导致甲状腺疾病的发生。2004 年国际控制碘缺乏病理事会提出从消除碘缺乏转变为维持持久的适量的碘营养水平。

3. 中医治疗瘿瘤

甲状腺疾病在中医属于"瘿瘤"范畴，中医认为瘿瘤病是由于情志抑郁、气郁痰凝导致，治则为疏肝理气，化痰散结，常用治疗方剂有《疡医大全》四海舒郁丸、《外科正宗》海藻玉壶汤、《证治准绳》消瘿散、《古今医鉴》消瘿五海饮、《寿世保元》消瘿汤、《北京市中药成方选集》消瘿顺气散。以上药物共同特点都是包含海带、海藻、昆布等富含碘中药，或偏重疏肝理气，或偏重化痰散结，达到平肝理气、化瘰消瘿的目的。

从以上可以看出，治疗瘿瘤病都是采用疏肝、理气化痰之法，虽然有疏肝解郁、疏肝理气、疏肝活血不同，但都配伍海藻、海带、昆布等富含碘中药化痰散结，也就是更好程度、更高效率地利用碘治疗疾病，证明疾病的异病同源性，异病同治的合理性，也从另一方面解释了用化痰法治疗复杂的受体、抗体、酶、免疫之间紊乱的疾病的机制。

4. 其他"无形之痰"所致疾病的相关受体与治疗

（1）失眠：失眠对神经系统具有过度激活作用，进而造成神经系统损害，可导致神经-内分泌（HPA/HPT轴）和免疫系统（细胞免疫减弱、体液免疫增强）功能紊乱；反之亦然。

原因：①腺苷可通过腺苷受体（A_1、A_{2A}受体）调节睡眠。失眠患者腺苷受体减少和/或敏感性下降是导致失眠的原因之一。②CRH主要通过激活唤醒系统（脑桥去甲肾上腺素能神经元和下丘脑食欲素神经元）抑制睡眠。生理情况下，皮质醇水平的升高通过负反馈调节抑制 CRH 分泌，病理条件下升高的皮质醇发生正反馈调节 CRH 升高，结果是失眠更加严重。失眠患者血清皮质醇、CRH、IL-1β、IL-6、TNF-α 浓度明显升高。

中医将其辨证为痰热内扰，表现为"躁烦""虚烦不得眠"，予化痰清热，解郁除烦，安神，宜温胆汤加栀子豉汤加减以化痰清热，解郁除烦，改善腺苷受体结合，降低颅内过高的 CRH 水平发挥安神作用。

（2）眩晕：临床采用倍他司汀治疗，通过作用于突触前组胺 H_3 受体和突触后组胺 H_1 受体促进前庭功能的恢复。眩晕在中医证属痰湿内扰，宜燥湿化痰，健脾和胃，平肝息风，半夏白术天麻汤加苓桂术甘汤加减。

（3）癫狂：临床采用多巴胺 D_2 受体拮抗剂、多巴胺 D_3 受体激动剂治疗精神分裂症及双向躁郁症。中医认为癫狂是因痰火郁悒，心神耗散，气虚不能胜敌，证属痰迷心窍，予清火涤痰，镇心安神，宜礞石滚痰丸加朱砂安神丸，通过改善脑内不同部位多巴胺浓度改善症状，并通过"安神"在一定程度上降低锥体外系反应。

（4）肥胖：瘦蛋白（Leptin）是由脂肪细胞分泌的激素，通过血液循环至下丘脑减少 NPY 的释放，减少摄食欲望，与 CCK（通过 CCK-A 受体）协同作用，减少对食物的摄取，抑制肥胖和营养过剩。除 Leptin 外，胰岛素、胰高血糖素都可加强 CCK 的抑制摄食作用。研究表明，若瘦蛋白受体缺陷，就不能传导信号至下丘脑以发挥瘦蛋白的降低食欲作用。还有研究表明，肥胖者血中瘦蛋白浓度是消瘦者的 3 倍，而脑脊液瘦蛋白浓度仅为消瘦者的 30%，说明肥胖者瘦蛋白通过血脑屏障的功能低下，下丘脑 IKKβ/NF-kB 信号通路激活，其内侧基底部神经元受损，转运入脑的瘦蛋白和胰岛素减少，对下丘脑弓形核瘦蛋白和胰岛素受体的作用减小，导致 NPY 基因表达增加。

脂联蛋白（Adiponectin）是脂肪细胞分泌的细胞因子，有两种受体：脂联蛋白受体 1 和脂联蛋白受体 2。脂联蛋白与受体结合，能增加胰岛素敏感性，促进骨骼肌脂肪酸的氧化，降低骨骼肌中甘油三酯的含量及血中游离脂肪酸水平，促进肝脏脂肪酸氧化，减少肝内糖异生的原料。研究显示，肥胖者痰湿证组脂联蛋白水平显著低于正常对照组。

中医将肥胖辨证为痰湿内阻，予燥湿化痰的二陈汤类以改善瘦蛋白-受体结合，增加瘦蛋白、脂联蛋白，降低胰岛素抵抗，达到减少摄食、增加代谢的目的，还可通过疏肝健脾药物增加 CCK 与 CCK-A 受体的结合增加瘦蛋白的作用，一起起到改善肥胖的作用。

（5）胸痹：在冠心病心绞痛发作时，RAAS 激活，Ang Ⅱ 可通过血管紧张素转换酶（ACE）、AT$_1$ 受体蛋白水平，促进胶原纤维沉积，抑制胶原降解，刺激成纤维细胞合成胶原等致心肌纤维化。

中医将胸痹辨证为痰瘀阻滞，心脉闭阻，宜祛痰宽胸，通阳散结，予瓜蒌薤白半夏汤加丹参、三七。瓜蒌薤白剂具有增加心肌收缩力、扩张冠脉、抑制血小板聚集的通阳散结作用，同时通过减少 Ang Ⅱ 和 AT_1 受体蛋白，使结合受限，减少 ACE，而起到降脂、抗心肌纤维化的"祛痰"作用。同样也可使用瓜蒌薤白剂治疗慢性肝炎肝纤维化。在肺纤维化证属痰浊时，也可使用瓜蒌薤白剂，酌加白芥子、白芷等。

（6）多囊卵巢综合征（PCOS）：临床表现为高 LH、T 血症，糖尿病，高胰岛素血症，胰岛素抵抗。治疗 PCOS 的药物主要是炔雌醇环丙孕酮片、克罗米芬、二甲双胍等。现使用胰高血糖素样肽-1（GLP-1）受体激动剂治疗 PCOS 患者。GLP-1 与其受体结合后，能促进葡萄糖依赖的胰岛素分泌、胰岛 β 细胞增殖和分化并抑制其凋亡，改善胰岛素抵抗。

中医将 PCOS 辨证为痰湿内蕴，宜健脾化湿法，化瘀通络，予苍附导痰汤加桂枝、当归，能增加 GLP-1 和受体，并促其与受体结合。

（7）舞蹈病（HD）：患者基底节中抑制性神经递质 GABA 及其生物合成酶谷氨酸脱羧酶、Ach 及生物合成酶胆碱乙酰基转移酶降低，DA 含量正常或轻度增高，导致肌张力降低、动作增多。

中医将舞蹈病辨证风痰阻络，予祛风化痰，通络止痉，宜牵正散加减。《医方考》："中风、口眼㖞斜，无他证者，此方主之……斯三物者，疗内生之风，治虚热之痰，得酒引之，能入经而正口眼。"牵正散增加脑内抑制性神经递质的含量，增加胆碱乙酰基转移酶，从而改善不自主动作增多、口眼㖞斜，口目瞤动的症状。临床常用牵正散治疗颜面神经麻痹、三叉神经痛、偏头痛等属于风痰阻络者。

（8）哮喘、血栓性脉管炎：白三烯是上述疾病发病的重要致炎因子，与血管平滑肌、气管平滑肌、血小板的白三烯受体结合，导致疼痛、白细胞聚集、血管平滑肌和气管平滑肌收缩，诱导血小板产生血栓素 A2，引起凝聚反应。白三烯还与心血管、胃肠道疾病、皮肤病、免疫紊乱、癌症等密切相关。减少白三烯和受体数量，抑制白三烯与受体结合是重要的治疗手段，缓解支气管痉挛，抑制脉管痉挛、血栓形成。临床常用三子养亲汤、阳和汤治疗慢性支气管哮喘、血栓性脉管炎、慢性淋巴结炎、慢性骨髓炎、关节炎、滑膜炎等中医证属阳虚痰滞、寒凝经脉者。研究显示白芥子能够降低白三烯的含量。

（9）癌肿：《疡科心得集》指出："癌瘤者，非阴阳正气所结肿，乃五脏瘀血，浊气痰滞而成。"治痰应在扶正的基础上消痰散结，故治疗癌肿重用生半夏、生南星、生牡蛎。

从汉·张仲景"病痰饮者，当以温药和之"伊始，到晋、隋之后中医明确认识痰，关于痰的辨证论治理论逐渐丰富起来。上述治疗"无形之痰"的化痰法有补、泻之分，而现代医学促进受体结合的属于"补"，抑制受体结合的属于"泻"。此外，对痰的治疗还涉及到抗体、酶的活性、细胞膜通透性及炎性因子等方面，均需要进一步的研究。

5. 古籍记载

《名医类案·卷九·肿瘿》："江应宿治一妇人颈瘿，知其为少阳厥阴肝胆因郁怒痰气所成，治以海藻三两，昆布一两五钱，海带一两，俱水洗净，半夏、制、小松萝、枯矾、蛤粉、通草各一两，龙胆草洗三两，小麦面炒去湿四两，共为细末，食后用酒调下三钱，去枕睡片时或临卧服，以消止药，不必尽剂，一月愈。"

第九章
湿

1. 概念和特点

中医将湿列为致病因素"六淫"之一，病位涉及脾、大肠、小肠、肌肤、经络、筋骨、胞宫、精室。湿与风、寒、暑、燥、火一样，除代表致病因素，也代表疾病特点，湿邪具有遏阳、重浊、黏滞、趋下的特性。

（1）湿为阴邪，易伤阳气，阻遏气机。湿在上焦可见头沉、胸闷；湿在中焦可见脘痞胀满，大便稀溏、黏腻；湿在下焦可见小腹胀满、淋涩不畅。

（2）湿性重浊，易袭阴位，表现为水肿、会阴湿疹、肌肤不仁、关节疼痛、白带过多。

（3）湿性黏滞，病程缠绵。

若存在上述疾病的特点，即可认为机体有湿。疾病往往不是单一因素导致，湿兼其他因素导致的疾病，可以称为风湿、湿热、寒湿、湿温（生于秋季，湿热内蕴，湿大于热）、暑湿（生于夏季，湿热内蕴，热重于湿），若内生痰、瘀，又合称痰湿、湿瘀互结、湿邪阻络，湿疹等。

2. 各种除湿法改变胃肠内分泌激素和炎性因子的机制

各系统疾病涉及的神经内分泌激素改变在前文多已叙述，根据湿邪所侵袭的位置和性质，从三焦、卫气营血、脏腑辨证，分别采用芳香化湿、健脾化痰除湿、升阳散湿、淡渗利湿、温阳化湿、清热祛（燥）湿之法。"湿"具体是看不到的，它代表复杂的神经内分泌激素、受体、免疫等情况的改变，各种除湿法在改变胃肠内分泌激素方面具有不同的、复杂的机制。

（1）芳香化湿：适用于湿困脾胃，湿温初起等证。常用藿香、佩兰、紫苏叶、白豆蔻等，并配合淡渗利湿、燥湿的药物组成方剂，具有醒脾功效。

1）治疗疾病：主要是消化系统疾病、急慢性胃肠炎、消化不良、溃疡和胃肠型感冒、妇科白带过多。

2）方药：代表方剂有藿朴夏苓汤、藿香正气散、甘露消毒丹、达原饮等。藿香、豆蔻、厚朴对胃肠运动有双向调节作用功能，大剂量起兴奋作用，小剂量起抑制作用。陈皮、砂仁也对肠道运动具有双向调节作用。

3）激素变化：芳香化湿法促进 MOT、GAS 分泌。藿香可以通过升高血清中 MOT 和 GAS 的浓度，降低 VIP、TNF-α、IL-10 的浓度来调节胃肠功能。

（2）健脾化痰除湿法：脾虚不运生湿，湿邪过胜困脾，症见肢倦、纳呆、胀满、水肿、泄泻等。

1）治疗疾病：主要是消化系统疾病、消化不良、溃疡、肠炎、腹泻，水湿不化，日久生痰，出现受体相关疾病，如脂肪肝、高脂血症、肥胖、多囊卵巢综合征、糖尿病等代谢性疾病。

2）方药：代表方剂有参苓白术散、归脾丸、木香顺气丸、平胃散、完带汤。党参、茯苓、白术、黄芪对胃肠黏膜有保护和功能恢复的作用，调节机体正常代谢。薏苡仁具有抗肿瘤、调节机体免疫、抗增殖、抗菌、抗病毒、抗炎、抗过敏、促排卵、抗氧化、降血糖、降血脂和解热镇痛抗炎等功效。其中薏苡仁中的单体薏苡仁油制成的康莱特注射液，被应用于如肺癌、肝癌、胃癌、食道癌、结肠癌、胰腺癌、卵巢癌、恶性肿瘤、淋巴瘤、白血病等各种恶性肿瘤的治疗，疗效确切。康莱特注射液活性成分作用于 EGFR、PGR、PTGS2、AR、MAPK1 等 25 个潜在抗肿瘤靶点。莲子肉对黄曲霉毒素 B_1（AFB_1）致突变有拮抗作用。

　　3）激素变化：①GAS 能刺激胃肠运动，破坏自发和 MOT 诱发的 MMCⅢ相活动，使空腹样胃肠运动转变成食后样运动。脾虚湿滞指胃排空延迟和小肠推进减慢、吸收障碍，或伴有结肠过度运动。早期单纯脾虚表现为正性动力激素 MOT、GAS 分泌不足，中后期胃肠激素代偿性上升，表现为正常或升高，负性抑制性激素 VIP、SS 升高更明显，提示湿滞和痰阻的变化。健脾化痰除湿法促进 MOT、GAS 分泌，有促进胃肠正常运动、胃黏膜碱性液体分泌、中和胃酸的作用，降低 VIP、SS，抑制由于 5-HT 升高及其受体过高表达导致的腹泻，调节结肠运动，达到"健脾化湿止泻"的作用。②高脂血症、肥胖、多囊卵巢综合征、糖尿病等代谢性疾病都存在 GLP-1 分泌不足、Ghrelin、脂联蛋白及脂联蛋白受体蛋白表达异常，多伴有胰岛素抵抗。Ghrelin 对人体的代谢和内分泌功能有着巨大的影响，增加食物摄入和促进胃Ⅲ相运动，加速胃排空，上调生长激素、催乳素、促肾上腺皮质激素和皮质醇水平，抑制胰岛素、胰多肽分泌，上调血糖水平。研究显示，肥胖症和Ⅱ型糖尿病患者血清中的 Ghrelin 水平较正常人明显升高，而脂联蛋白含量减少。健脾化痰除湿法可以增加 GLP-1，提高胰岛素敏感性，降低血糖，抑制胃肠蠕动，减少进食欲望，减少 Ghrelin，升高脂联蛋白及改善其与受体的结合，增加胰岛素敏感性。

凡属痰湿内蕴证多具有膏脂壅盛、黏滞重浊的特点。研究显示，痰湿体质者出现肥胖、血压或血脂异常、血糖水平紊乱等生理现象时，存在共同的信号通路异常改变。根据这一规律采用异病同治原则，通过健脾化痰除湿，调节其共同的胃肠内分泌激素紊乱，改善受体结合基础。

（3）升阳除湿：肺主皮毛，宣发卫气，脾主中州，运化营气。肺脾虚弱，营卫失调，屏障不固，机体、肌肤抵御外邪能力降低，宜补脾益肺，除湿祛邪。

1）治疗疾病：湿疹、过敏性疾病、变态反应疾病、IBS 等。

2）方药：代表方剂有防风通圣丸、升降散，升阳益胃汤、升阳除湿防风汤、三子养亲汤、麻黄连翘赤小豆汤。如黄芪 30～60g，半夏、党参、甘草、防风、白芍、羌活、独活、橘皮、银柴胡、乌梅、五味子各 6～12g，茯苓、泽泻、柴胡、白术各 5～9g，黄连 3～6g。黄芩具有抗炎、抗变态反应以及降低毛细血管通透性等作用；生地黄具有皮质激素样免疫抑制作用；马齿苋、甘草等均有抗过敏作用。过敏性哮喘患者 SP、VIP、CGRP 水平升高，在变态反应中起到重要作用，白芥子散（白芥子、细辛、延胡索、甘遂）可以使上述激素回调而改善哮喘。柴胡剂降低脾脏中 CD_4/CD_8 比例，减少皮肤炎症细胞浸润。旋覆花中的倍半萜烯内酯可降低血清 IgE、TNF-α、IFN-γ 和 IL-4 水平，能减少皮肤的表皮或真皮增厚和真皮炎症浸润。白术降低血清 IgE 水平并阻碍肥大细胞和嗜酸性粒细胞向真皮组织浸润，减弱皮肤炎症反应。栀子降低 IgE 水平，减少皮肤炎症反应。

荆防散、白芷等的挥发油可以对抗组胺引起的毛细血管通透性增加，具有抗炎、抗过敏作用。蛇床子抑制皮肤毛细血管扩张、扭体反应等过敏性反应。

（4）淡渗利湿：作用广泛。

1）治疗疾病：下焦湿邪流注、水肿、肾炎、肾病综合征等。

2）方药：代表方剂有五苓散，酌加防己、泽兰、车前子、益母草等。西医用激素治疗效果不好时，此方在减轻症状、消除尿蛋白、降低血压等方面具有满意效果。常用中药有黄芪、党参、生地黄、山茱萸、山药、茯苓、泽泻、牡丹皮、炒白术、桑白皮、大腹皮、陈皮、冬瓜皮、益母草、泽兰等。

（5）温阳（祛寒）除湿：作用广泛，适用于消化、运动、循环、泌尿生殖、免疫系统疾病，关节炎，强直性脊柱炎等，根据"湿在脏腑""湿在经络"分别选择麻黄桂枝升麻汤、理中汤、真武汤、厚朴温中汤、萆薢分清饮、三仁汤、大羌活汤、蠲痹汤。

（6）清热祛（燥）湿：作用广泛，适用于湿热内蕴证。

1）治疗疾病：呼吸系统、消化系统、泌尿生殖系统、肝胆系统、循环系统、运动系统、免疫系统、内分泌系统、妇产科炎症类、皮肤疾病等疾病。

2）方药：代表方剂有千金苇茎汤、连朴饮、八正散、四妙丸、龙胆泻肝汤、大柴胡汤、五味消毒饮、宣痹汤、荆防败毒饮等。清热利湿药物大多具有消炎，抑制免疫作用。黄柏、白鲜皮常应用于皮肤疾病。研究显示黄柏酮、白鲜碱有抗炎、抑菌、抗变态反应作用，白鲜皮中梣酮有杀虫作用。另有外用制剂湿润烧伤膏，治疗烧伤、渗出，使用湿润包扎疗法，清热解毒祛湿，生肌。这里的祛湿是另一层含义，指减少创伤表面渗出，防止水湿过度蒸发，是保护裸露的细胞在湿性环境中，同时减少炎症因子浸润，诱导表皮细胞和血管内表皮生长因子生成。

（7）祛风胜湿：用于外感类疾病、免疫系统疾病，主要是通过抑制自身免疫。这里的风指"外风"，代表方剂有羌活胜湿汤、解表升麻汤、追风丸、大防风汤等。"风能胜湿"，"风药"消除变态反应。祛风胜湿法对细胞免疫、体液免疫、自然杀伤细胞、吞噬细胞、多种淋巴因子以及非特异性免疫功能均有抑制作用。例如雷公藤、豨莶草及伸筋草能降低 IL-1β、IL-6、IL-17、TNF-α、MMP-3 水平。

3. 湿与恶性肿瘤的治则

恶性肿瘤最能表现湿邪致病的特征，其发病、进展和预后具有重浊、黏滞、遏阳的特点。

研究表明，瘦蛋白在癌症和癌前病变的发病机理和进展中均发挥重要的作用，瘦蛋白浓度与乳腺癌、结肠癌、前列腺癌之间呈正相关关系。脂联蛋白发挥抗癌效应的信号通路种类繁多，脂联蛋白还诱发凋亡，脂联蛋白是潜在的瘦蛋白抑制剂。研究表明，GLP-1 受体激动剂可以抑制糖尿病患者合并乳腺癌、结肠癌肿瘤细胞增殖、迁移。研究表明，PYY 可抑制胰腺的内、外分泌功能，临床用于延缓胰腺癌、乳腺癌的生长，此外，PYY 也可改善肿瘤患者因放化疗引起的营养不良以及晚期肿瘤引起的恶病质。

恶性肿瘤的生长机制是十分复杂的，相应的中药治疗也很复杂，通过多途径起作用，恶性肿瘤需要复法大方治疗，即大处方，《素问·至真要大论》在论述组方原则时提出"……奇之不去则偶之，是谓重方"。根据患者机体正邪交争的特点，分清主次，在扶正祛邪中达到平衡。组方涵盖：①补脾益肾；②祛痰化湿，清热解毒；③虫类攻毒搜邪通络；④行气药物。基本处方如下。

黄芪 30g	党参 30g	茯苓 20g	苍术 15g
白术 15g	生地黄 15g	熟地黄 15g	女贞子 20g
蜂房 30g	沙参 15g	天冬 15g	麦冬 15g
仙鹤草 40g	泽泻 30g	薏苡仁 60g	天南星 30g
半夏 30g	牡蛎 30g	半边莲 30g	白花蛇舌草 30g
土茯苓 30g	全蝎 2g	蜈蚣 2g	鳖甲 10g
白芍 10g	陈皮 10g	佛手 10g	甘草 10g

（1）正气亏虚：恶性肿瘤患者多免疫功能低下或缺陷，宜补脾益肾，健脾利湿，健脾化痰，通过改善瘦蛋白、脂联蛋白水平发挥抗肿瘤作用，也通过增加 GLP-1 和受体结合发挥抗肿瘤作用。

（2）湿、痰、瘀互结：清热解毒，利湿化痰，通络，天南星、半夏能清除脏腑之痰，白芥子清除皮里膜外之痰，由于痰湿的流动、黏滞特性，"痰饮变生诸证"，是造成恶性肿瘤转移的重要因素。利湿化痰一方面是治疗肿瘤，另一方面是延缓肿瘤的转移。

（3）攻毒搜邪通络：痰瘀互结，对有形之积，可使用虫类药物，其药性峻猛，逐瘀破坚。

（4）行气：湿性黏滞，伤阳气，气行则血行，可配合活血化瘀法消除湿邪。

以下列举部分恶性肿瘤专家的治疗方案。

肺癌：周平安经验基础方

| 黄芪 30g | 肉桂 5g | 灵芝 15g | 鸡内金 10g |

生麦芽 15g	石斛 20g	当归 15g	浙贝母 10g
杏仁 10g	仙鹤草 15g	威灵仙 15g	蒲公英 20g
白花蛇舌草 15g	半枝莲 15g	枳壳 10g	莱菔子 10g
炙甘草 6g			

肠癌：孙桂芝经验基础方

黄芪 30g	太子参 15g	黄芩 10g	黄精 15g
鸡血藤 15g	枸杞子 10g	丹参 10g	白芍 15g
大血藤 10g	槐花 15g	八月札 10g	藤梨根 15g
败酱草 15g	重楼 15g	穿山甲（现用代用品）6g	
鳖甲 10g	壁虎 3 条	柴胡 15g	川楝子 15g
甘草 10g			

胃癌：郁仁存经验基础方

太子参 30g	黄芪 30g	焦三仙各 10g	石斛 10g
丹参 15g	白芍 12	赤芍 12g	乌梅 6g
薏苡仁 30g	白花蛇舌草 60g	黄药子 10g	威灵仙 20g
蛇莓 15g	龙葵 30g	三七 15g	蜈蚣 10g
全蝎 10g	郁金 15g	厚朴花 10g	木香 15g
甘草 10g			

卵巢癌：裴正学经验基础方

党参 12g	茯苓 12g	生地黄 12g	山茱萸 30g
蛇床子 10g	胡芦巴 10g	淫羊藿 15g	薏苡仁 30g
橘核 15g	昆布 15g	莪术 10g	白花蛇舌草 15g
半枝莲 15g	土鳖虫 10g	地龙 15g	红花 6g

小茴香 10g　　　木香 10g　　　砂仁 6g　　　甘草 10g

前列腺癌：张亚强经验基础方

黄芪 20g　　　太子参 10g　　　山药 12g　　　乌药 12g

女贞子 20g　　　生地黄 12　　　熟地黄 10g　　　土茯苓 30g

白花蛇舌草 30g　　　半枝莲 15g　　　仙鹤草 30g　　　琥珀 10g

蒲黄 10g　　　蝼蛄 10g　　　水蛭 10g　　　小茴香 10g

川楝子 10g　　　甘草 10g

第十章
血瘀证和活血化瘀

1. 概念

血瘀证即血液运行不畅，或离经之血不能消散而聚集于某处。气行则血行，气滞则血瘀，故临床常血瘀、气滞同见。活血化瘀即使用具有消散作用的或能攻逐体内瘀血的药物治疗血瘀证，多同时使用行气法。

血瘀证涉及的相关疾病，经常出现血液黏稠度增高、凝血机制活化、抗凝机制减弱、血管收缩，血管异常生长等表现。血瘀证包括血管硬化、血栓、炎症疾病、心脑血管疾病、周围血管疾病、动脉硬化，以血管痉挛、闭塞、微血栓形成为主，还包括男性勃起功能障碍、高脂血症、高血压、免疫系统疾病、肿瘤。

2. 各种血管因子的作用

（1）一氧化氮（NO）：是血管平滑肌舒张因子，抗平滑剂细胞增殖和迁移，抑制血小板和白细胞黏附，抗动脉粥样硬化，对心脑血管系统具有重要的调节作用。NO 减少可导致血管硬化、血栓形成，导致器官缺血。

（2）血管内皮生长因子（VEGF）、表皮生长因子（EGF）、胎盘生长因子（PGF）、结缔组织生长因子（CTGF）、碱性成纤维细生长因子（bFGF）：促进血管生成，Ang Ⅰ促进血管新生，Ang Ⅱ抑制血管新生。CTGF、bFGF促进血管生成的同时促进组织、器官纤维化，是血管损伤后的过度修复。

（3）转化生长因子-β（TGF-β）：诱导肿瘤细胞中基质金属蛋白酶MMP-2和MMP-9的表达，引起细胞外基质（ECM）增加和肿瘤细胞的迁徙和转移，促进器官纤维化。

（4）血小板源生长因子（PDGF）：促进成纤维细胞、平滑肌细胞等结缔组织细胞的分裂、增殖、迁移，合成并分泌细胞外基质，增加细胞黏附力，促进器官纤维化形成。

3. 活血化瘀法治疗的机制

（1）活血化瘀改善血管痉挛：行气活血化瘀能够促进NO的释放，舒张血管，用来治疗冠状动脉痉挛心绞痛、心肌梗死、脑血管痉挛、脑梗死。现在认为男性勃起功能障碍（ED）是血管性疾病，可使用活血化瘀方法治疗。活血化瘀法主要是应用行气、活血化瘀药物加冰片、香类药物。代表药物：①冠心苏合丸。苏合香、冰片、乳香、檀香、青木香、朱砂，理气宽胸止痛。②速效救心丸。川芎、冰片，行气活血，祛瘀止痛。③活血通脉片。三七、丹参、川芎、冰片、石菖蒲、人参、桃仁、红花、赤芍、郁金、降香、木香、鸡血藤、陈皮、枸杞子、黄精、麦冬。④通窍活血汤、血府逐瘀汤。活血祛瘀，行气止痛。⑤冰片加五倍子（外用治疗ED）。

（2）活血化瘀抗血小板聚集、黏附：病理条件下，破损的血管内皮会诱发血小板凝血因子释放，形成微血栓，活血化瘀法能够消除心脑和外周血管微血栓。血小板也能通过与血管内皮细胞、中性粒细胞及其他炎性细胞相互作用参与炎症反应，并通过与病原体的相互作用参与宿主的免疫防御，介导脓毒症患者凝血与炎症连锁反应、级联式放大效应。活血化瘀法也应用在急性肺损伤、脓毒症等。具体作用机制：①增加血小板生成，促进凝血功能；②释放抗炎细胞因子 TGF-β 和降低 IL-1β、IL-6、TNF-α，具有抑制炎反应的作用；③稳定血小板，抑制血栓素（TXA2）释放，抑制血栓形成。故应补气活血通络。代表药物：补阳还五汤、丹参制剂、灯盏花制剂。

（3）活血化瘀的溶栓作用：水蛭、地龙制剂能抗凝血和血小板聚集，抑制血栓形成和溶栓。在血栓形成时，"草木不能见效，需以虫类搜邪剔络"，水蛭（含水蛭素）、地龙（含蚓激酶）类药物具有抗凝、溶栓、激活酶的作用，同时激活纤溶系统，其进入人体后快速与血栓的主要成分纤维蛋白相结合，使血栓液化，达到溶栓的目的。

（4）活血化瘀治疗高血压：通过下调 RAAS 中的血管紧张素 Ⅱ 水平，抑制血管收缩，减少醛固酮分泌，进而减少水钠潴留，降低血压。红花能使血清中血管紧张素 Ⅱ 水平明显降低。C 反应蛋白（CRP）、TNF-α、IL-6 是高血压病理生理过程中的重要炎性细胞介质，可加速左心室重构和心肌纤维化的发生。研究表明，活血化瘀药丹参可通过干预炎症反应调节血压，并进一步改善高血压靶器官的损害。单纯通过活血化瘀治疗高血压效果可能不显著，但是其在高血压伴随动脉硬化、心室肥厚、心肌供血不足、脑梗死、肾病等靶器官损害中有大量应用，效果显著。

（5）活血化瘀治疗肿瘤：恶性肿瘤患者的血液常处于高凝、高聚的状态，内、外源性因素导致凝血系统激活，血小板数量增多或活性增高，或血小板黏附、聚集及释放增加，活化的血小板又可释放大量活性因子，致使肿瘤细胞与内皮细胞黏附，穿透血管壁进入组织形成转移，并促进肿瘤血管生成、瘤栓形成。临床发现许多恶性肿瘤患者都有血液高凝、流速慢、携氧低的唇甲发绀、面色黧黑、舌质暗紫、脉细涩等临床表现。活血化瘀法对肿瘤的具体作用机制如下。

1）活血化瘀药对肿瘤细胞与内皮细胞的黏附具有明显的抑制作用，从而阻断肿瘤细胞与内皮细胞的黏附，减少了肿瘤转移的可能性。

2）提高机体的免疫功能细胞免疫应答。免疫系统包括 T 细胞、巨噬细胞、NK 细胞、LAK 细胞、抗体以及细胞毒细胞、细胞毒性 T 淋巴细胞等。大部分活血化瘀药如牡丹皮、赤芍、川芎、五灵脂、延胡索、川芎等可提高机体免疫细胞的免疫功能，能够增强 NK 细胞的免疫活性。丹参素能激活单核巨噬细胞分泌 IL-1、IL-6、IL-8 及 TNF-α，且能协同植物血凝素激活单核细胞分泌 IL-2 及 IFN-γ，对肿瘤细胞有杀伤作用。

3）阻断肿瘤血管的形成：郁金、莪术、细辛、丹参以及红花等活血化瘀中药能通过抑制 VEGF、肿瘤血管生成。研究表明，活血化瘀药莪术挥发油中的提取物榄香烯具有明显的抗癌作用。

4）大部分活血化瘀药可以抑制肿瘤细胞部分基因表达，诱导肿瘤细胞的调亡。

5）改善红细胞免疫功能：红细胞的免疫功能缺陷会导致肿瘤生长和转移。可以通过红细胞 C3b 受体花环率（RBC-C3bRR）、红细胞免疫复合物花环率（E-ICR）和红细胞免疫黏附肿瘤细胞花环率（E-IACCR）检测红细胞免疫功能。有研究显示活血化瘀治法可以改善红细胞的免疫黏附功能，发生自然免疫，清除肿瘤。

6）动脉粥样硬化、动脉闭塞性硬化症也被视为一种慢性炎症过程，炎症因子贯穿了疾病发生发展的全部过程。活血化瘀法代表方剂有三黄泻心汤、桃红四物汤、失笑散，常用药物有丹参、三七、全蝎、水蛭、川芎、白芍、血竭等。血瘀证患者可伴有不同程度的炎症因子异常所导致的组织缺血缺氧、循环障碍及血栓形成等诸多病理变化，ET、血栓烷素（TXB2）、IL-6、IL-1β、TNF-α 升高。活血化瘀中药使上述炎性因子水平降低，提升 NO、PGF1α 含量，使血管舒缩功能恢复正常，能够明显抗血小板聚集，改善血管内皮功能。

7）"活血化瘀"的补与泻：小剂量活血化瘀药物起到"补"的作用，有活血、养血作用。如四物汤，其药理作用是增加动脉血流量，对各系造血祖细胞均有显著刺激作用，促进基质细胞分泌较高活性的造血细胞生长因子，如 VEGF、bFGF、PDGF、Ang-1，促进血管再生，促进侧支循环建立，用于治疗冠心病、脑梗死、下肢动脉硬化闭塞症、胃十二指肠溃疡、男性勃起功能障碍等。而大剂量活血化瘀药物起到"泻"的作用，包括降压，降心率，减轻水肿，减少 VEGF、bFGF、PDGF，抑制血小板聚集，降低免疫亢进等，抑制肿瘤血管、基质形成和转移的作用，用于治疗急性炎症、动脉炎、脉管炎、肾炎等免疫系统疾病、肿瘤等。例如配伍使用大剂量活血化瘀药治疗肾炎：丹参 40~60g，川芎 30g，桃仁 10~30g，红花 10~30g，益母草 30~50g，泽兰 10~30g。

4. 大黄和酒制大黄的作用

（1）大黄除泻热通便、凉血解毒外，还有活血逐瘀通经的作用。生大黄清热解毒，酒制大黄可清瘀热，又可下瘀血。"热"和"瘀"是机体发生免疫某一阶段的病理表现，大黄是机体免疫系统的"杀毒软件"。研究表明生大黄可以明显降低各种炎性因子的表达；另有研究表明，白酒、酒炖大黄均具有显著降低大鼠血小板黏附与聚集的作用；动物药理实验还表明，酒大黄发挥活血祛瘀作用的有效成分是50%乙醇提取物。这些研究共同表明酒制大黄清热活血化瘀的机制所在，其在妇科、外伤、肿瘤、疼痛证属瘀阻经络或瘀热互结中应用较多。

代表方剂有①代抵当丸：大黄、桃仁、当归、生地黄、穿山甲（现用代用品）、芒硝，治疗蓄血证、瘀血致肋痛、妇女实证经闭；②抵当汤、桃核承气汤：酒大黄、桃仁、水蛭、虻虫，治疗下焦瘀热证；③大黄䗪虫丸：治疗月经不调、闭经、不孕证属瘀阻胞宫，冲任失调；④复元活血汤：酒大黄、桃仁、当归、红花、瓜蒌根、穿山甲（现用代用品）、柴胡，治疗跌打损伤、气滞血瘀；⑤还有现代医学辨病辨证施治，采用酒大黄、桃仁、赤芍、丹参、川芎、三七，治疗动脉硬化斑块、高脂血症。

（2）大黄的另一功效是祛瘀生新。大黄的主要成分大黄素有抗器官纤维化的作用。器官纤维化可发生于肺脏、心脏、肾脏、肝脏、眼、皮肤等器官，也发生于肠和胰腺。纤维化是机体对损伤的一种反应，以细胞外基质（ECM）异常沉积为特征，基本的病理过程是实质细胞损伤后，激活巨噬细胞，释放活性因子，ECM产生细胞活化，肌成纤维细胞形成，再作用于巨噬细胞，合成大量胶原和ECM，同时ECM降解减少，器官纤维化形成。

研究显示，大黄素可以通过抑制神经内分泌激素、细胞因子，从而抑制ECM产生细胞增殖，抑制肝、肺、胰器官纤维化。具体机制：①ET对心、肝、肺、肾的纤维化起促进作用。②Ang II促纤维化因子形成，对高血压、心肌、肾的纤维化起促进作用。③TGF-β、CTGF、PDGF、bFGF、IL-1β、IL-6、IL-8、TNF-α在器官纤维化的形成中起促进作用。研究显示含大黄的大黄䗪虫丸、鳖甲煎丸、茵陈蒿汤分别能够抑制实验大鼠肝、肾纤维化。

　　张仲景以大黄䗪虫丸治疗虚损、内有干血、肌肤甲错、经闭不行，推测当时是以观察治疗后的外在表象、月经来潮与否、肤色红润程度，发现该药对全身状态有明显改善，得出大黄具有破积聚、推陈致新之功效。大黄在治疗"瘀血"征象时不仅治表，同样治里，对机体内部实质脏器具有荡涤脏腑、祛瘀生新的作用，能够治疗器官纤维化。《证治准绳》论大黄的使用为"其取瘀血，亦必醋制，及以桃仁之属引之而后行"。

第十一章 / 温 病

1. 概念

温病，多指温热病之泛称，症见身热、头痛、呕吐等，二便、舌脉一派热象，易化燥伤阴。广义温病包含体温升高类疾病，也含有虽有"热象"但体温并不升高的疾病。狭义温病通常指发热类疾病，治疗关注点在于退热。《伤寒论》中已经叙述了部分发热性疾病，后代的温病学派根据卫气营血辨证和三焦辨证提出很多经典治法和方剂，其特点均是从发热角度治疗疾病。

提到温病、发热，马上会联想到传染病，现在有传染病专科门诊，一般临床医生也不治疗传染病，但是温病学派并不只是治疗传染病，其中提到的治法和方剂也大量应用于各系统疾病中。发热包括严重感染经抗生素治疗后期发热、化疗贫血发热、上消化道出血后高热、术后久热不退、类癌及肿瘤发热、慢性窦道非特异性炎、疮疡特异性感染（MRSA），革兰阴性杆菌败血症、病毒感染、甲状腺功能减退、多脏器功能不全综合征高热、烧伤、肿瘤、颅内出血、糖尿病酮症酸中毒、肝炎等。那么，古人在没有现代注射用退热剂治疗的情况下，是如何通过胃肠来治疗疾病呢？

发热的患者伴随症状有头痛、恶寒、寒战、食欲低下、恶心、呕吐、便秘和腹胀等。一方面，在内生致热原作用下，特别是 TNF-α 和 IL-1，能直接刺激外周组织，使蛋白质、脂肪、糖原分解增强，睾酮及代谢产物升高，中医认为热象明显，表现为头痛、气促、腹胀、烦躁；另一方面，体温升高本身使机体代谢率升高，持续发热使消耗明显增加，若营养物质补充不足，就会引起自身物质的消耗。中医认为脾气虚，纳食欠馨，进食后消化不良，脾虚运化无力，会出现肌肉、皮肤濡养差，面色㿠白、四肢无力。

2. 发热机制

致病因素导致发热时，中性粒细胞增多，急性期蛋白合成增多，同时造成中枢神经炎反应，激活 NF-kB 通路，导致下游炎性因子释放，激活免疫系统，调动内源性胃肠激素，包括促皮质激素释放激素（CRH）、生长激素、胰岛素、胰高血糖素和糖皮质激素等。

（1）外源性致热原（LPS）：如革兰阴性细菌与内毒素、革兰阳性细菌与外毒素。细菌感染可以是全身或局部的，其中革兰阳性或革兰阴性生物体释放细胞壁溶解产物，如内毒素、肽聚糖、磷壁酸以及其他物质。

（2）内生致热原（EP）：发热激活物不直接作用于体温中枢，而是通过激活产内生致热原细胞，合成、分泌和释放某些致热性细胞因子，作用于体温中枢引起发热。这些致热性细胞因子包括 IL-1、IL-6、IL-8、TNF、IFN-α，能刺激下丘脑产生前列腺素 E2（PGE2），PGE2 直接作用于位于视前区-下丘脑前部（POAH）的体温调节中枢，致使正、负调节介质失衡，最终导致发热。炎性因子同时调节 iNOS 催化合成大量 NO，产生一系列病理作用。而单纯阻断 IL-1 或 TNF 活性并没有降低 LPS 的发热反应，说明 LPS 还有其他的致热途径。

（3）迷走神经的传入纤维将外周的致热信号传送到中枢神经系

统，其中正调节递质有环磷酸腺苷（cAMP）、前列腺素 E2（PGE2）、促皮质激素释放激素（CRH）、氧化亚氮（NO）等，负调节递质有精氨酸加压素（AVP）、α-促黑激素（α-MSH）等。

3. 中枢发热介质和致冷介质的作用

（1）发热介质：①前列腺素 E2（PGE2）是发热反应中最重要的中枢介质，被内生致热原激活的巨噬细胞释放 PGE2，透过室管膜细胞紧密连接而作用于 POAH 神经元。②环磷酸腺苷（cAMP）是升高体温重要的中间环节。环境高温引起的体温升高不伴有脑脊液中 cAMP 含量增高，说明 cAMP 是内生致热原性发热的中枢介质。目前认为内生致热原可通过提高 Na^+/Ca^{2+} 的比值，导致脑内 cAMP 的增高。③促皮质激素释放激素（CRH）。内生致热原引起发热的通路不止一条，某些 EP 引起的发热是由 CRH 介导的，抑制白细胞致热原释放。

（2）致冷介质：发热时体温调节中枢调定点上移但不会过度升高，发热时的体温很少超过 41℃，体温表上限通常为 42℃。在负反馈调节中，脑内生成的内源性降温物质可能起主要作用，这些降温物质、致冷介质又称为内生性致冷原（EC），主要有以下几种。

1）精氨酸加压素（AVP）：又称为抗利尿激素（ADH），AVP 抑制发热的方式有①下丘脑腹中隔区和中杏仁核分泌 AVP 增多，经 V1 受体作用于 POAH 神经元，从而减弱正反馈调节受限引起的体温升高。②抑制内生致热原的生成和释放。③在 OVLT 区经 V2 受体降低毛细血管对正反馈调节受限的通透性。

2）α-促黑激素（α-MSH）：又称黑素细胞刺激素，是由腺垂体分泌的多肽激素，为促肾上腺皮质激素的分解产物，具有极强的解热或降温作用。

3）神经降压素（NT）：向脑室注射微量的 NT，即可使得动物体温明显下降，可能是 NT 通过促进脑内 PGE 的释放。外周给予 NT 能使结肠的运动指数明显增加，减轻氧化应激，减少肠黏膜的凋亡，从而起到保护肠黏膜的作用。

4）蛙皮素：可以使深部温度降低并且减少个体体温调节输出的效率。

4. 发热鉴别

（1）细菌感染、抗原抗体产生内生性致热原，如 IL-1、IL-6、TNF-α。较强的感染伴随 PCT 升高，而局部有限的细菌感染、轻微的感染和慢性炎症 PCT 不会升高。

（2）病毒感染、干扰素（IFN）能导致发热。IFN 也能非特异性杀伤肿瘤细胞，导致发热。降钙素原（PCT）用来鉴别感染性发热、非感染性发热。当严重细菌、真菌、寄生虫感染以及脓毒症和多脏器功能衰竭时，PCT 在血浆中的水平升高。自身免疫、过敏和病毒感染时 PCT 不会升高。

（3）非细菌、病毒导致的发热：巨噬细胞炎症蛋白-1（MIP-1）导致的发热不依赖于 PGE。阻断 PGE 合成的药物，对 LPS、IFN 或 TNF 性发热都能解热，不能解除由于 MIP-1 升高导致的发热。哮喘、牙龈炎、胰腺炎、免疫系统炎症、闭合脑外伤、颅内手术后无菌性脑炎、肿瘤都能导致 MIP-1 升高。某些类固醇对人体有致热作用，特别是睾酮的中间代谢产物本胆烷醇酮，在某些原因不明发热病人血中，此物质增多。本胆烷醇酮与 MIP-1 的关系有待研究。

综上，可以将 AVP、α-MSH、CRH、尿 17-酮类固醇、本胆烷醇酮、IL-1、IL-6、干扰素（IFN-α、IFN-β）、TNF-α、MIP-1 作为评价中医治疗发热的疗效观察指标。

5. 中医药治疗的机制

任何清热解毒药物都具有一定的抗菌、抗炎性因子活性，中药方剂并不是很多清热解毒药物的组合。中医治疗是在疾病的不同辨证、不同时期，采用相应的治法，分别起到抗菌，抗病毒，抗炎性因子活性，中枢退热，维持热量平衡、容量平衡、酸碱平衡、电解质平衡等方面的作用，治法包括清热、清气、凉血、发汗、除温、除湿、泻下、截疟等方法。

在治疗伴随发热的疾病时，多应用芳香、轻灵宣透的药物。"透法"是指通过使用轻清透达之品，使邪气由表而解，或由里而达外、由深出浅而解的一种治法。其应用贯穿于温病的卫气营血各个病理阶段。

中药配伍使用轻柔、芳香药物能起到"透热"作用，这类药物多具有挥发性，挥发油作为芳香中药的特色表现形式，具有较强解表发汗、化湿、行气、止痛、开窍等功效，不论是口服、熏香都可以使迷走神经、副交感神经兴奋，在胃肠神经内分泌系统传递胃肠的信息至中枢，也可以直接对中枢的神经内分泌起到正性内分泌作用。例如丁香酚通过抑制下丘脑 cAMP 含量的升高及促进脑腹中隔区 AVP 的释放而发挥解热作用。同时大部分挥发油中含倍半萜成分，可以阻断 NF-kB 通路，减少下游的致热内分泌激素和炎性因子释放。含挥发油的中草药非常多，如薄荷、紫苏、藿香、茴香、白芷、艾叶、茵陈、苍术、草果、木香、芦苇、花椒、肉桂、生姜、豆蔻、姜黄、郁金等。

在发热的治疗中，使用大量寒凉药物，一是清热解毒药物直接起到抗细菌感染、抗病毒作用，抗炎性因子起到消炎镇痛目的，另一方面，"石"类药物含有钙、锌和多种微量元素和重金属元素，在胃肠神经内分泌系统传导下，使中枢相应地分泌钙、锌、促退热因子、退热激素以达到退热作用。

（1）清热解表法：代表方剂有银翘散、桑菊饮。重用金银花连翘，配小量温药荆芥穗、淡豆豉，鲜芦根透邪，开郁畅气机。解表药不仅对细菌、真菌、螺旋体、病毒、原虫等各种病原体有不同程度的抑制作用，且具有抗毒素、解热、抗炎、调节免疫等作用。研究显示连翘能抑制 IL-1β、IL-6、PGE2 等内生致热源。

轻灵宣透药物包括鲜芦根、菊花、蝉蜕、白薇等，临床常用于治疗呼吸道感染中医证属风温表证者。

（2）清气法：代表方剂有白虎汤、达原饮、麻杏石甘汤。白虎汤重用石膏 40~60g，其苦寒之力远逊于黄连、知母、黄柏、龙胆，但清热之力远胜之。生石膏、知母含多种微量元素，主要成分为硫酸钙，水煎液里含有大量的 Ca^{2+}，能降低下丘脑 cAMP 含量，抑制机体发热。Zn^{2+} 可阻断环氧化酶，抑制 PGE2 的形成而产生退热作用，在 AVP 代谢中也起到重要作用。知母对内毒素致热有明显的解热作用。

轻灵宣透药物包括粳米、淡竹叶、厚朴、草果。临床用于感染性疾病，如大叶性肺炎、流行性乙型脑炎、流行性出血热等中医证属气分热盛者。

非甾体解热镇痛药是通过抑制环氧化酶，减少前列腺素（PG）合成，使体温调节中枢的中枢调定点恢复正常而产生解热作用，但是这些药物同时抑制了胃黏膜 PG 的合成，增加了胃酸分泌，削弱了屏障作用，导致胃肠道的不良反应，甚至可引起胃黏膜损伤，严重者出现胃、十二指肠出血和溃疡病。故临床口服非甾体解热镇痛药应十分慎重。使用白虎汤或人参白虎汤退热的机制是重用石膏，配知母起到解热镇痛药物作用，人参、粳米、甘草起到保护胃黏膜作用。

（3）益气法：代表方剂有升阳散火汤、补中益气汤、清暑益气汤。脾气虚弱者消化吸收内分泌功能均明显减弱，尿 17-酮类固醇含量比正常人低。使用益气法适用于非 CRH 介导的发热，因 CRH 分泌不足，不足以促释放糖皮质激素来退热，故应用升阳、益气的方法诱导 CRH 释放。CRH 促糖皮质激素升高抑制白细胞致热原释放。

轻灵宣透药物包括升麻、陈皮等。临床用于治疗上呼吸道感染、慢性腹泻、风湿痹痛、产后、久病外伤、慢性窦道感染、颅内手术后非感染性发热等中医证属虚证发热类疾病。

（4）清营凉血法：代表方剂有犀角地黄汤（犀角用水牛角代）、羚角钩藤汤、清瘟败毒饮、清骨散。方中重用犀角（水牛角代）、羚羊角、钩藤、黄连、黄芩、黄柏、大青叶、板蓝根、薏苡仁等药物，有学者对犀角（水牛角代）、羚羊角等药物进行研究，其组成并未发现特殊退热活性物质，但研究显示犀角（水牛角代）对内毒素致热的家兔产生明显退热作用，羚羊角粉对酵母致发热的大鼠，可通过下调血清 TNF-α、IL-6 及下丘脑 PGE2、cAMP 水平而产生明显的退热作用。

轻灵宣透药物包括紫草、大青叶、青蒿等。临床用于治疗消化道出血疾病，妇科月经过多，皮肤、眼科出血性疾病等中医证属迫血妄行者。

（5）清热开窍法：代表方剂有紫雪散、苏合香丸、安宫牛黄丸。方中重用犀角（水牛角代）、羚羊角、牛黄、石膏、玄参，其包含的"石"类寒凉药物中的微量元素、重金属元素起退热作用。

辛香馥郁药物包括麝香、丁香、檀香、冰片、香附等。临床用于急救、昏迷、休克、中暑、癔症、惊厥，伴随各种热证等中医证属热陷心包者。

(6) 清热滋阴法：代表方剂有青蒿鳖甲汤、竹叶石膏汤、增液汤、清营汤、秦艽扶羸汤，着重应用鳖甲、玄参。单胺氧化酶活性（MAO）活性升高与结缔组织代谢亢进、中枢亢进状态有关。研究显示鳖甲有降低 MAO、甲状腺激素的作用。玄参治诸浮游之火，能抑制炎性因子 IL-1、IL-6、TNF-α。

轻灵宣透药物包括青蒿、淡竹叶，临床用于治疗热性病后期、小儿夏季热、肺结核、肾结核、肾盂肾炎、肝炎肝硬化等中医证属热入营（阴）分的慢性消耗性疾病。

(7) 清热祛湿法：代表方剂有三仁汤、甘露消毒丹、藿朴夏苓汤，蚕沙退热方（蚕沙、竹茹、陈皮）。蚕沙为祛风化湿之王，成分中的倍半萜、叶绿素铜钠盐有抗炎抗病毒，调节 IL-1、TNF-α、IL-6 水平的作用，在胃肠中解离出重金属离子有传导中枢退热作用。

轻灵宣透药物包括藿香、佩兰、石菖蒲、白豆蔻、淡豆豉、陈皮。临床常用于治疗胃肠炎、肝炎、胆囊炎、肾盂肾炎、肾小球肾炎以及关节炎中医证属湿热病邪在气分者。蚕沙还有改善贫血作用，也适用于贫血（血虚）发热。

(8) 清热通下法：代表方剂有凉膈散、承气汤、大柴胡汤。在治疗急性脑病伴发热的研究中，王氏连朴饮合大承气汤治疗组的神经降压素升高最为明显。

清热通下法的常用药物为大黄、柴胡，可加用玄明粉。临床常用于治疗急性炎症性病变，如急性胰腺炎、急性胆囊炎、肠梗阻、婴幼儿肺炎、急性脑膜炎、中暑、咳喘、术后高热、风火牙痛、鼻衄等急性热性疾病，均能取得较好疗效。

（9）柴胡具有良好的解热作用，初步确定柴胡解热的主要物质基础是柴胡挥发油和柴胡皂苷。柴胡的解热作用机制是减少下丘脑中 IL-1β 水平，减少下丘脑中 cAMP 水平，减少脑腹中隔区脑组织中 AVP 水平，升高血浆中 AVP 水平。AVP 是通过抑制内源性致热源的诱发来达到限热的目的。柴胡的药理作用主要是解热，但也要考虑其他药理作用，比如抗病原微生物、抗炎、免疫调节、镇静、抗惊厥的作用。柴胡注射液作为常用中药注射剂，常用于治疗感冒、扁桃体炎、支气管炎、肺炎和急性咽炎等引起的发热。

6. 古籍记载

（1）《类证治裁·冬温脉案》："袁，阴疟数年，既伤生冷，更感异气；始则寒热咳喘，继则谵烦不寐，上则唇燥舌灰鼻煤，中则咳呕胸胁牵痛，下则遗溺自利污溏，脉弦大数……谓此温邪化燥，三焦皆受……用薄荷、山栀、桑皮、杏仁、蒌仁、贝母、橘红、石斛、梨皮、赤苓、灯心。明晨嗽烦悉定，胸胁痛平，舌苔浮润矣。越三日，因心事怅触，午寒晡热，气粗语谵，脉弦大而浮，舌心干，唇齿燥。予谓脉易得汗，但须救液以清心胃燔灼。先用生地黄、天冬、麦冬、犀角（水牛角代）、花粉、石斛、莲子心等。再诊胃脉大，舌心无润，用石膏、知母、竹叶、生白芍、二冬等，脉候乃平，汗出热退七八。逾日舌尖再见干绛，印堂发出红斑，仍属心阳炽盛。随用生地、鲜藕、阿胶（另化）、菖蒲、元参、丹参、天冬，防其热陷心营。二服舌尖润，红斑较淡。后用生地、阿胶、生鳖甲、丹皮、白芍、青蒿等，汗彻身凉，调理而平。"

（2）《三家医案合刻》："舌白不大渴，寒战复热，神躁欲昏，心胸饱闷更甚，咳痰呕逆……白蔻仁、黄芩、半夏、竹叶、薏苡仁、姜汁。"

（3）《王氏医案绎注》："某夏患疟，服柴胡药二三帖后，汗出昏厥，妄语遗溺，孟英切其脉洪大滑数……处竹叶石膏汤。两剂而瘳。此必阴虚之体，柴胡汤劫汗伤阴，汗出昏厥、妄语、遗溺，脉洪大为阴虚，滑数为热实。"

（4）《名医类案·卷一·大头天行》："泰和二年四月，民多疫疠，初觉憎寒，壮热体重，次传头面肿盛，目不能开，上喘咽喉不利（症凶极），舌干口燥……乃以芩、连各半两酒炒，人参、陈皮、甘草、玄参各二钱，连翘、板蓝根（败毒行瘀）、马勃、鼠黏子各一钱、白僵蚕炒、升麻各七分，柴胡五分，桔梗三分……为细末，半用汤调，时时服之（心肺为近，小制则服）。半用蜜丸噙化（服法妙）。服尽良愈，活者甚众。"

第十二章
血小板减少与黄芪益气

1. 概念

血小板减少包括原发性血小板减少，即特发性血小板减少性紫癜、免疫性血小板减少症；继发性包括出血血小板减少、化疗血小板减少、再生障碍性贫血、骨髓浸润、急性肺损伤等。

黄芪益气用于治疗血小板减少性紫癜、出血属气血两虚证候者，症见皮下散在出血点，或兼见齿衄、鼻衄、便血、血崩、神疲乏力、头晕目眩、心悸气短、食少纳呆、面色苍白、舌淡、脉细无力等。治宜益气补血，健脾滋肾。

因免疫亢进而进行化疗的血小板减少、免疫性血小板减少症、再生障碍性贫血、骨髓浸润证属热毒内蕴、阴虚火旺、血热妄行者，需要清热滋阴，凉血止血，可使用生地黄。生地黄凉血止血，主要药理活性成分为梓醇，具有止血、抗炎、抗癌以及利尿等功效。含有梓醇成分的植物种类很多，但梓醇在鲜地黄中的含量最高。

2. 血小板的功能与生成调控

血小板参与炎症、凝血、伤口愈合、移植排斥等过程，血小板过少会发生紫癜，过多则见于白血病。血小板由巨核细胞演变而来，以前认为巨核细胞也是从骨髓中的造血干细胞分化发展而来，巨核细胞增殖、分化受两种调节因子影响，两种调节因子分别对两个分化阶段进行调节。这两种调节因子是巨核细胞集落刺激因子（Meg-CSF）和促血小板生成素（TPO）。外周循环 TPO 的 60% 由肝细胞产生，少量来自于肾脏、骨髓等其他器官。

传统认为血小板生成主要在骨髓，近期发现骨髓外器官间质细胞与微循环构成的微环境是血小板产生的重要位置。肺中储存了大量的造血祖细胞，而且，这些造血祖细胞会在适当的时机重新回到骨髓进行分化、发育，然后形成巨核细胞重新回到肺部。这些巨核细胞随肺的微循环流动，释放出大量血小板，大概占据了总血小板生成的 50%。

血小板是多功能的免疫和炎症效应细胞，是止血和免疫系统之间的关键联系。当机体存在感染时，血小板可识别相关病原体以及它们所产生的不同信号，在特定位点发生免疫应答反应，增强机体的免疫应答反应。研究显示，特发性血小板减少症的患者具有与出血风险相似的并发感染的重大风险。说明血小板减少或血小板功能障碍，削弱了宿主对感染的防御。

如《黄帝内经》所言："有形之血不能自生，生于无形之气。""诸气者，皆属于肺。"临床通过补肺气、益气养血是治疗失血的一种重要手段。补益气血是扶助正气、避免外邪干扰的重要手段。

3. 黄芪治疗血小板减少（气血两虚型）的机制

（1）原发性血小板减少：脾肾是血液化生的关键，所谓"肾为营血之母""脾为气血之源"。"肾主藏精而生髓"，精血同源，精能化血；精能化髓，髓能生血。"脾为气血生化之源""脾主统血"，无形之气附着于有形之血，脾气旺则血充，脾气虚则气血功能不行，而致血虚，故宜健脾滋肾。黄芪、人参、当归、白芍、熟地黄、酒山茱萸、赤小豆、花生衣、何首乌、阿胶等通过改变骨髓的造血微环境来促进造血。鹿茸、紫河车、巴戟天、狗脊、仙茅、肉苁蓉、淫羊藿有性激素样作用，刺激骨髓造血。多项研究表明，上述中药组成的方剂通过调控外周血及骨髓中的 TPO、Meg-CSF、IL-11、IL-6等细胞因子表达，刺激多能造血干细胞增殖、分化，诱导巨核细胞成熟释放血小板，提升外周血小板数量并维持其功能。

（2）急性失血、化疗后血小板迅速减少：此类情况发生时需要及时提升血小板，古人没有输注血小板的方法，这时应采用益气生血法，重用黄芪，配合人参、当归。中医认为气血同源，气为血帅，补血先益气。黄芪具有补气以生血、摄血、行滞等功效。即所谓"有形之血不能速生，无形之气所当急固"。这里强调的是黄芪的生血功能，用来治疗急性失血，预防及治疗化疗后骨髓抑制。现代药理学研究证实，黄芪一方面刺激骨髓造血，另一方面作用于肺中造血祖细胞，重新分化，再生成血小板。

《本草备要》中提到黄芪能生血，古方中大量以黄芪为君药的补血治疗，如《辨证录》的黄芪补血汤、《内外伤辨惑论》的当归补血汤，两方中黄芪与当归的比例均是5∶1。李东垣认为，人在营血大量亏虚的时候，阴不能收敛阳，阳气大量丧失导致营血亏虚更甚，脾为气血生化之源，所以通过大量使用黄芪补益脾气以促进血的生成。更加入当归补血活血，所以短期内便会有非常巨大的收效。《脾胃论》的补中益气汤和《医学衷中参西录》的固冲汤治疗吐血、便血、血崩，均重用黄芪及白术补气健脾，使脾气健旺而补气固冲，收涩止血。

4. 黄芪的"另类"功效

（1）治疗中风后遗症：《医林改错》中补阳还五汤治疗中风后

遗症（气虚血瘀型），一方面黄芪与当归的比例是 20∶1，通过重用黄芪促进血小板血管内皮生长因子（VEGF）、碱性成纤维细胞生长因子（bFGF）释放，修复出血处的血管内皮，减少再出血；另一方面通过活血化瘀治法，起到减少血小板活化因子释放，降低血小板凝聚，防止脑血管血栓再形成，重用黄芪同时扩张微血管，改善微循环，对于机体起到降压作用。

（2）降压：治疗气虚痰浊型高血压，重用黄芪达到 30g 以上。

（3）治各种"漏"：崩漏、疮疡瘘管、肛瘘，还包括肾病综合征、肾炎的肾脏漏血、漏蛋白。《神农本草经》记述黄芪治久败疮，治疗各种迁延不愈的窦道、瘘管，采用黄芪甘温益气，佐以苦寒解毒之品，生黄芪用到 50~120g，可配伍天花粉、乳香、没药、金银花、白芷、甘草等。糖尿病肾病、肾病综合征、肾炎是由于血管内皮功能障碍及肾小球血流动力学异常、免疫物沉积而导致蛋白尿。其伴随激素异常时 ET-1 升高，出球小动脉的收缩大于入球小动脉，而扩血管的 CGRP 减少。临床表现为蛋白尿、镜下血尿、水肿、高血压、肾功能不全、脂代谢紊乱、血栓形成。治疗的目的是恢复正常肾小球压力、毛细血管基底膜通透功能，清除免疫复合物，祛除抗原、抗体形成因素。

中医积极参与到肾病综合征的早、中期治疗中，认为早、中期肾病综合征的"三高一低"，即大量蛋白尿、水肿、高脂血症、低蛋白血症，主要病机是脾肾亏虚，湿邪内阻，气滞血瘀。在补脾、祛湿、化瘀的治则指导下，黄芪是重要的药物。《傅青主男科》："以五苓散去湿，亦是正理，然不升其气，而湿未必尽去也，必须提气而水乃散也。"故重用黄芪。《本草汇言》载黄芪可以用于"阳气虚而不敛者"，可以引申为肾气虚不能固摄蛋白等精微物质。黄芪能够降低 ET-1、改善 ET-1/CGRP 比例,提高肾小球滤过率,减少蛋白、红细胞的漏出,减轻肾纤维化,调节血脂和血糖进而保护肾功能。

组方举例如下:①黄芪 30～120g,配合党参、白术、山茱萸、肉苁蓉、车前子、石韦、丹参、当归、赤芍、川芎、益母草、地龙、水蛭、僵蚕等;尿蛋白较多、低蛋白血症者,属于肾"精微物质"丢失,加菟丝子、山药、女贞子、墨旱莲、金樱子、芡实等。②治疗崩漏者,用黄芪 60g,配合阿胶、当归、三七、地榆炭、升麻。正是由于黄芪补"漏"的特性,患者处于月经期和孕期时禁用,因为会导致月经、羊水减少。

5. 古籍记载

(1)《名医类案·卷八·血证》:"东垣治一贫者,脾胃虚弱,气促,精神短少,衄血吐血,以麦门冬二分,人参、归身三分,黄芪、白芍、甘草各一钱(血脱益气)五味五枚……卧时热服,一服而愈。"

本案使用黄芪用量是人参的 3 倍,补气养血止血。

(2)《名医类案·卷八·血证》:"张杲在汝州,因出验尸,有保正赵温,不诣尸所。问之,即云衄血已数斗,昏困欲绝,张使人扶掖至,鼻血如簷滴。张谓治血莫如生地黄,遣人觅之,得十余斤,不暇取汁,因使生服,渐及三四斤,又以其滓塞鼻,须臾血安。又癸未,娣病吐血,有医者教用生地黄自然汁煮服(此治热血妄行),日服数升,三日而愈。"

(3)《王氏医案绎注》:"锁某弱冠吐血,医进归脾汤,吐益甚,孟英视之,面有红光,脉形豁大。因问曰:足冷乎。探之果然。遂与六味地黄汤送饭丸肉桂心一钱,覆杯而愈。"

第十三章
胃肠内分泌激素与胃肠外科疾病

1. 胃肠外科疾病概念

胃肠外科疾病包括胃肠胰手术和胃肠神经内分泌肿瘤。胃肠胰手术后的消化道症状多半与迷走神经的损伤、解剖异常和胃肠内分泌激素紊乱有关。胃肠神经内分泌肿瘤可以看作是胃肠内分泌紊乱模型，分为解剖异常、胃肠胆胰瘘、液体丢失、胃肠内分泌肿瘤的内分泌异常。那么，从中医角度该如何认知这些条件下的胃肠内分泌紊乱。

胃阳代表结构正常，胃阴、脾阴代表胃、小肠、消化系统自身的血液、津液、内分泌、外分泌激素，为全身的功能提供物质基础。胃阳、胃阴的缺陷，导致胃肠激素的异常分泌，不仅表现为虚证证候、免疫因子释放、内毒素吸收，又表现出邪实的证候。

如果在解剖结构正常情况下发生疾病，就是自身分泌紊乱，证属寒热错杂，升降失常。外科疾病手术后，胃肠结构改变，出现一些新的胃阳、胃阴不足的情况。胃阳不足包括：①饮酒伤胃，胃壁僵硬；②胃大部切除后、胃减容术；③各种原因导致的胃瘫、长期空肠造瘘管营养支持等。胃阴、脾阴不足包括：①胆囊造瘘；②短肠综合征；③长期胃肠减压等；④胰瘘；⑤完全肠外营养等。这就涉及根据术后新的解剖特点辨证辨病施治。

对于长期饮酒伤胃导致的胃壁僵硬，中医治疗可参照《卫生家宝方》的除饮丸："治一切久积痰癖停饮，仍中酒人服之。常服永无患。"药用天南星、半夏、青皮、槟榔、干姜、高良姜（与巴豆同炒，炒后去巴豆）、砂仁、扁豆、大腹皮。

2. 解剖异常的外科疾病和胃肠内分泌激素异常的中药治疗

（1）倾倒综合征：外科较为常见的如胃空肠吻合手术、胃大部切除、十二指肠溃疡旷置术，患者在术后会发生摔倒，伴大汗、面色苍白、心动过速、晕厥。若发生在进食30分钟内称为早期倾倒综合征，发生在进食30分钟后称为晚期倾倒综合征。早期倾倒综合征进食后胃肠内分泌激素大量释放5-HT、VIP、MOT、NT，导致血容量降低而晕倒；晚期早期倾倒综合征进食后分泌的胃肠内分泌激素会导致血糖急剧升高，GIP、胰高血糖素释放，刺激释放大量胰岛素，导致血糖过低引起晕倒。

失去十二指肠分泌CCK、SEK的消化吸收的限速步骤，也减少了十二指肠分泌降钙素基因相关肽刺激SS分泌的作用。

早期倾倒综合征表现为心悸、汗出、眩晕，中医治疗可参照《备急千金要方》的"眩满呕逆不得食"，方用大茯苓汤：茯苓、白术、当归、陈皮、附子、生姜、半夏、桂心、细辛。晚期倾倒综合征表现为上腹饱胀、恶心、腹痛、腹胀、肠鸣。中医治疗可参照《和剂局方》"头眩欲倒，肠动有声"，方用破饮丸：旋覆花、桂心、枳实、人参、甘遂、吴茱萸、细辛、大黄、黄芩、葶苈子。

（2）术后胃瘫：见于多种胃肠道手术胃排空延缓。西药治疗：①胃复安是多巴胺D_2受体、$5-HT_3$阻断剂，同时是$5-HT_4$激动剂，促进食管和胃窦收缩，促进胃排空。该药副作用会导致乳房发育、阳痿、抑郁。②西沙必利是$5-HT_3$阻断剂，同时也是$5-HT_4$激动剂，同时有 5-HT$_2$ 阻断剂的作用，可引起室性心律失常、Q-T 间期延长，故上述心脏疾病者禁用。现在多应用选择性更强的莫沙必利。③红霉素是 MOT 受体激动剂，可能同时兴奋多巴胺 D$_3$ 受体和神经肽 Y 受体。

促进胃肠蠕动有多种药物、途径，从药物的机制和副作用来看，胃肠内分泌激素对全身器官有多种协同作用。胃瘫症状表现为餐后上腹胀痛、恶心、呕吐，食欲下降，体重减轻。中医按照反胃、腹胀、呕吐、呃逆治疗，根据虚实寒热分别辨证施治。治疗可参照《备急千金要方》，症见胸中积冷，水停心下，心嘈烦满、微则短气，甚则心悸。方用吴茱萸汤：吴茱萸、半夏、桂心、人参、生姜、甘草、大枣。若"呕家不以温药微利大便，则无由愈"，可配合枳实半夏汤。若胃动力差合并心律失常，中医是认为痰病化为水气，予调味白术泽泻散：白术、泽泻、芍药、陈皮、茯苓、生姜、木香、槟榔。

（3）胰十二指肠切除术后胃排空延迟：研究显示术后 MOT 降低会导致胃张力下降。参照胃瘫中西医治疗，除存在饮邪外，还有痰瘀留滞，治疗可参照《御药院方》中紫沉丸：丁香、青皮、陈皮、三棱、莪术、砂仁、桂心、木香、乌梅、巴豆。

（4）短肠综合征：广泛切除小肠后，残留的小肠不足以维持吸收消化、维持正常生理代谢的功能，主要表现为腹泻和营养障碍，GAS、胰高血糖素、PP、MOT 明显升高。胃肠排空的速度取决于保留的小肠、大肠长度，保留越长，排空越慢。

（5）完全肠外营养：胃肠营养缺失，会导致自身胃肠激素 CCK、GRP、GAS、BBS 降低，血液循环减少，肠道免疫功能下降。外源性补充 CCK、GAS 会改善胃肠黏膜损害和增加部分胃肠道免疫功能。

　　胃肠具有很强的代偿和应变适应能力，术后胃肠功能的恢复一方面取决于手术方式和技巧，另外主要取决于胃肠道的自我恢复能力，能否适应新的解剖和生理环境。配合中药改善胃肠内分泌微环境，有助于胃肠功能快速恢复。

　　3. 胃肠胆胰瘘、液体丢失和中药治疗

　　长期胰瘘、胆瘘的患者，虽然有空肠营养治疗，但仍难以避免出现多种并发症，需要将胰液和胆汁重新注入胃肠道。胰液、胆汁的丢失不仅造成电解质紊乱、营养吸收不良，胰液胆汁流出体外，即打断了胃肠内分泌的反馈，包括胃肠内分泌严重紊乱，导致肠道消化吸收障碍、免疫屏障损害、内毒素血症等。胰液、胆汁回输是恢复正常胃肠内分泌的重要措施，能维持胃肠道的正常结构和肠黏膜屏障及生理功能，减少细菌移位，促进肝细胞分泌胆汁，维持正常的肠肝循环。

　　由上可见，对于复杂的消化疾病，现代医学方法也不能完全替代消化吸收功能，只是尽可能地恢复消化道内分泌原状，恢复机体自然的生理反馈。

　　对于改变胃肠结构的外科手术后胃肠功能紊乱，通过中药调整胃肠激素分泌改善胃肠功能是比较困难的。一方面，胃肠实体缺乏组织或已经发生组织变化，比如胃大部切除、短肠、皮革胃、肠上皮化生，通过中药来改善症状将是长期的和不确定的；另一方面，胃肠液、胰液、胆汁的丢失，中断了胃肠的负反馈，减少了胃肠道本身的滋润濡养作用，胃肠的神经内分泌细胞成为无水之源、无本之木。

　　对于消化液的丢失，中医认为这是肠液津亏，传导无力，大便秘结，治疗可使用麻子仁丸、润肠丸、增液汤、益胃汤等。

4. 胃肠内分泌肿瘤的胃肠内分泌激素异常的机制和中药治疗

胃肠内分泌肿瘤包括胃泌素瘤、VIP 瘤、生长抑素瘤、假性胰多肽瘤、胰岛素瘤、胰高血糖素瘤等。

（1）胃泌素瘤：分泌大量 GAS，出现消化道溃疡、腹泻、脂肪泻、低血钾、脱水、代谢性酸中毒。中医对这类症状的描述是心腹疞痛，泄泻肠鸣，米谷不化，甚至自利自汗，手足厥冷，四肢怠惰，神昏脉短，认为这是阳虚欲脱的表现，治疗可参照《景岳全书》一炁丹或四逆汤加金锁固精丸，常用药物有人参、附子、芡实、莲须、菟丝子、金樱子。

（2）VIP 瘤：分泌大量 VIP，表现为水样腹泻、低血钾、无胃酸、充血性心力衰竭、肾衰竭、皮肤潮红、抽搐、酸中毒。肾上腺皮质激素可阻碍 VIP 合成而暂时起到效果。中医对这类症状的描述是腹泻，不思饮食，小便不利，心悸，素盛今瘦，用大香连丸加附子理中汤。如果津液不通，小便全无，宜木通枳壳汤。

（3）生长抑素瘤：分泌大量 SS 抑制胰岛素和生长激素释放，抑制胃酸、胆汁分泌，抑制内分泌系统及消化系统。症状表现为糖尿病、腹泻、胆结石三联征，伴恶心呕吐。中医认为痢兼恶呕，符合噤口痢，使用乌梅"敛肝舒胃气"，用独梅汤和四君子汤送服四神丸。

（4）胰多肽瘤：分泌大量 PP 产生症状，表现为大量水泻，每日>1000mL，苯已哌啶和阿托品治疗腹泻有效。中医认为脾肾虚寒，治疗可参照《元戎》大已寒丸。常用药物有茯苓、肉桂、干姜、高良姜、附子、乌头、芍药、茴香。

（5）类癌综合征：分泌 5-HT、GAS、VIP、SP、NT、PP、胰高血糖素、PTH 等多种胃肠激素，表现为腹泻、腹痛、皮肤潮红、支气管痉挛、心力衰竭等症状。中医认为痰气交阻，日久化火伤津，治宜清热化痰，养阴生津，治疗可参照《喉科紫珍集》中济阴化痰饮。组方：生地黄、金银花、玄参、陈皮、远志、柴胡、桔梗、川贝母、赤茯苓、甘草。

第十四章

证和综合征的联系

人类认识、归纳、总结疾病有一个过程，不论中医、西医均是如此。人类最早是通过症状诊断疾病，然后是逐渐地总结、归纳特点。中医叫"证"，西医叫"综合征"。两者概念基本类似，又不尽相同。

人类最早是通过症状认识疾病，比如早期中医发现糖尿病的过程，从前并无"血糖升高"一说，《素问·奇病论》："此人必数食甘美而多肥也，肥者令人内热，甘者令人中满，故其气上溢，转为消渴。"《素问·气厥论》："肺消者，饮一溲二。""善食而瘦。"医者只是观察到这类患者的尿液干燥蒸发后留下的白色痕迹，让很多蚂蚁趋之若鹜，因为蚂蚁喜欢糖，所以将这种疾病叫糖尿病，最早根据其口渴、多饮的症状称之为消渴。王焘引《古今录验方》云："渴而饮水多，小便数，如脂，似麸片甜者，皆消渴病也。"治疗上，《诸病源候论·消渴病》云："现行一百二十步，多者千步，然后食之。"医者认识到运动是治疗糖尿病的方法，和现代医学运动可以促进胰岛素的利用是相符合的。

"证"是对疾病有了一定的认识，并对病位、病因、病性、病机、病势的概括。比如《金匮要略·腹满寒疝宿食病脉证并治》中记载寒饮逆满证曰："腹中寒气，雷鸣切痛，胸胁逆满，呕吐，附子粳米汤主之。"附子粳米汤的药物组成为炮附子、半夏、甘草、大枣、粳米。此为中焦虚寒证夹饮所致之腹满腹痛，故以附子粳米汤温中散寒，补阳益火，化饮降逆。以上说明了古人发现"中焦虚寒证"的一般规律，腹痛、呕吐，再加上形寒、肢冷、舌淡苔白、脉细等一系列症状，以附子为君治疗"肾阳虚证"，或伴脾阳虚、心阳虚。

在中医理论指导下，辨证是对四诊合参得到的资料分析、归纳、推理、判断，揭示疾病本质，做出正确诊断，论治是根据辨证结果确定治疗原则。

【中医辨证看激素与中药合用的意义】

中医认为，肾上腺皮质激素为助阳之品，适宜对阳虚患者应用，但长期大量使用，可损耗真阴取代真阳，故临床应用时，首先会出现一系列阴虚阳亢现象，如心悸、烦躁起急、失眠多梦、血压升高等，继而出现形体肥胖、满月脸、后背脂肪堆积等，或者表现为食欲亢进、肤色深纹皱、消化不良等现象，系脾胃功能失调所致，故中医辨证施治配合激素治疗时，初起用滋阴健脾补肾法以减轻激素的副作用。长期应用外源性激素，由于负反馈作用，使肾上腺皮质功能受到抑制，体内皮质醇含量降低，在激素撤减的过程中出现的肾上腺皮质功能不全之表象，就是因为激素取代真阳所致，表现为自汗、怕冷、无力等气虚阳虚证候。根据阴阳互补的原则，适当加以温补肾阳之品，如附子、淫羊藿等，能促进血浆皮质醇提早回升，防止复发，巩固疗效。

肾上腺皮质功能不全与另一种激素不足疾病表现类似，即甲状腺功能减退，由于甲状腺激素分泌不足，它的症状主要是厌食、乏力、淡漠、智力低下等，后期可能出现黏性水肿等变化，表现为低体温、呼吸减慢、心动过缓，甚至发生昏迷、休克、心力衰竭、肾衰竭。需要服用甲状腺片治疗。甲状腺功能减退中医辨证为肾阳虚衰，或兼脾阳不足，或兼心阳不足，兼有水湿、痰浊、瘀血等阴邪留滞全身。甲状腺功能减退的治疗应在温肾助阳的基础上，佐以疏肝解郁，软坚化痰。

中医"辨证"是诊治过程的高度凝练，西医观察、认知人体疾病也要经历同样的过程，他们称为"某综合征"。肠易激综合征（IBS）不仅可与多种胃肠疾病重叠发生，如胃食管反流病（GERD）、功能性消化不良（FD）、炎症性肠病（IBD）、乳糜泻等，还能与多种非消化系统疾病相重叠，如焦虑症、哮喘等。多种疾病相重叠提示着疾病之间可能有着共同的发病机制。这也是类似中医寻找"证"的过程，相信如果找到"证"的根本，就会找到共同的治疗药物和手段。比如现在已经证实的库欣（cushing）综合征、conn 综合征，找到它们的根本发病机制后，也是能够通过手术治愈的疾病。

Harvey Cushing 教授是神经内科医生，在对垂体相关疾病进行研究时，也发现垂体、甲状腺、胸腺、肾上腺（皮质、髓质）、松果体各内分泌器官功能不足或亢进的表现。1912 年他在《垂体和相关疾病》一书中描述了肥胖、色素沉着和高血压相结合的"高肾上腺症"，后代医家逐渐总结的"高肾上腺症"包括肥胖、高血压、糖尿病、虚弱、肌肉萎缩、月经不调、紫纹、满月脸、骨质疏松、痤疮、色素沉着、精神异常、水肿、头痛、伤口不易愈合等症状，并为纪念 Cushing 教授的功绩，将这三联征称为 cushing 综合征。Cushing 教授当时还没有认识到这是内分泌激素分泌异常导致的，随医学科学发展，人类逐渐了解这是肾上腺分泌皮质醇过多导致的疾病，现在可行病侧的肾上腺切除术来治疗。

又比如，发现垂体分泌生长激素过多导致的肢端肥大症同样是经历了详细而漫长的观察过程。由于促性腺激素、促甲状腺激素、促肾上腺皮质激素分泌不足，会使功能亢进与功能减退的症状同时出现，互相混杂，患者有软弱、乏力和缺乏活力的一些症状，同时垂体瘤还可以引起头痛、视力模糊、视野缺损、眼外肌麻痹和复视的症状。大多数患者可以由于生长激素分泌过多，从而引起骨骼软骨、关节以及软组织生长过度而出现一系列症状。生长激素分泌不足会导致侏儒症，但在这之前，欧洲人认为侏儒身材细腻而小巧，将其看作是"一种幼稚的体质"，而不是器官发育不良。由此可以看出，疾病的认知从来都是曲折的。

再如，Jerome W. Conn 教授于 1952 年最早观察到在肾病、失代偿肝硬化、心力衰竭、女性子痫疾病中均存在水肿，1954 年通过采取切除病人肾上腺瘤的方法而治愈，并总结出其特征：①严重的肌肉无力；②肌肉强直，出现 Chvostek 和 Trousseau 征；③多尿症；④头、面、手、脚疼痛；⑤水肿；⑥高血压；⑦心脏增大；⑧实验室检查示低钾血症、高钠血症、尿醛固酮升高。他推测这是由于机体内有一种保钠的类固醇活性增加，而后通过动物解剖试验证实是皮质酮，并将其命名为原发性醛固酮增多症。现也叫做 conn 综合征。

这说明医者对躯体和病理的了解是个逐步深入的、循序渐进的过程。在西方医学的历史中，同样存在误解、扑朔迷离的懵懂状态。当很多临床症状在一起，且比较具有代表性时，姑且称其作"某综合征"。

古代中医同样是在了解认知人体和疾病时，观察到很多具有规律的临床特征，并高度总结，按照"八纲""脏腑""经络""三焦证""卫气营血"进行辨证分型，有时更典型地将其直接称为"某汤证",形成具有高度哲学思维的、灵动的、独具特色的医疗体系。这也要求医者具有非常丰富的诊疗技术,将更多的临床观察资料罗列出来并分析,如此才能准确分辨出阳虚证、阴虚内热证、肝郁克脾证、痰热内扰证、下焦湿热证、热入心包证、气血两燔证、心肾不交证、邪伏膜原证、桂枝汤证、柴胡汤证、三仁汤证等。

当然,早期中医有其不足之处,那就是中医针对症状诊断疾病。现在医学很多疾病在以前的中医中似乎是察觉不到的,所以也谈不上治疗,例如高脂血症,在没有出现冠心病、下肢动脉硬化闭塞的"胸痹""痹症""脱疽"的表现时,就是没有中医参与的;再如高血压早期,若没有出现头痛、头晕、"中风"的表现,就同样没有中医的参与;再如骨质疏松,若没有出现腰腿痛、关节炎、畸形、走路费力的"痹症""腰痛"的表现,就没有中医的参与。还有葡萄糖耐量减低、亚临床甲状腺功能减退、肾上腺偶发瘤等疾病也是如此。虽然中医讲的是应节气、顺自然而调理,但是如果没有明确诊断,就没有很强的针对性。

随着现代医学的发展,认知疾病有了丰富的手段,从生化、分子到基因,对中医都是有益的补充,对于那些认为"看到的才是真实的"的人们,或许这就是能看到的中医治疗的证据。从现代医学来讲,就是尽早发现,尽早结合中医药的治疗,阻止或延缓并发症的发生。

古人诊断疾病的境界是"望而知之谓之神,闻而知之谓之圣,问而知之谓之工,切而知之谓之巧",如果我们能通过"望闻问切"的非侵入性检查方法就得出诊断,何必还要进行各种抽血、穿刺、化验呢?研究得越深入透彻,越能进入中医学的大门,越能不断印证着或逐步完善中医学的理论和实践。